화장 잘하는 여자

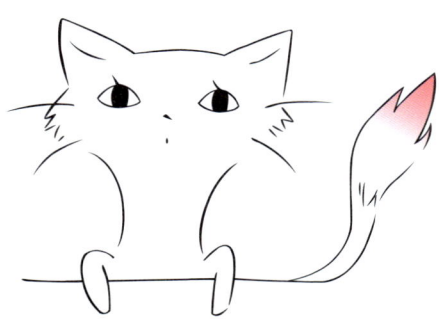

Designer

| photo | 배병현 |
| illustration | 백설이 |

## 화장 잘하는 여자

**초판 1쇄 발행** 2016년 9월 20일

**지은이** 김정미
**펴낸이** 장길수
**펴낸곳** 지식과감성#
**디자인** 배병현, 백설이
**기획편집** 배병현, 백설이
**출판등록** 제2012-000081호

**주소** 서울시 금천구 가산동 60-5 갑을그레이트밸리 B동 507호
**전화** 070-4651-3730~4
**팩스** 070-4325-7006
**이메일** ksbookup@naver.com
**홈페이지** www.knsbookup.com

ISBN 979-11-5961-274-9(13590)
값 13,000원

ⓒ 김정미 2016 Printed in Korea

잘못된 책은 구입하신 곳에서 바꾸어 드립니다.
이 책의 전부 또는 일부 내용을 재사용하려면 사전에 저작권자와 펴낸곳의 동의를 받아야 합니다.

이 도서의 국립중앙도서관 출판예정도서목록(CIP)은 서지정보유통지원시스템
홈페이지(http://seoji.nl.go.kr)와 국가자료공동목록시스템(http://www.nl.go.kr/kolisnet)에서
이용하실 수 있습니다. (CIP제어번호 : CIP2016022028)

홈페이지 바로가기

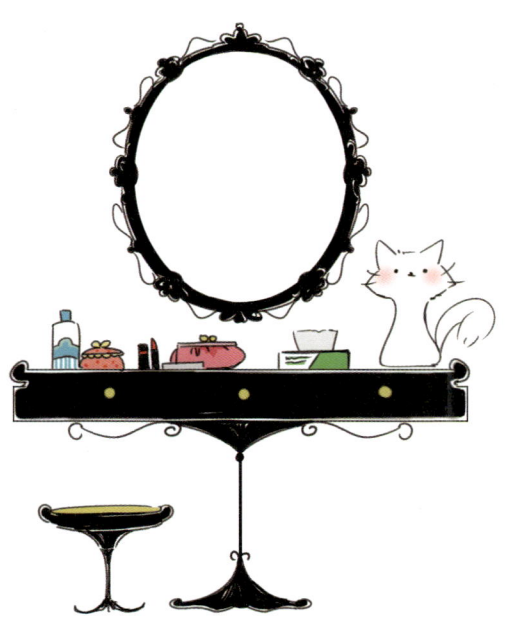

# 화장 잘하는 여자

김정미 지음

## 시작하며

　어릴 적 그림에 대한 간절한 꿈은 선물이 되어 46세에 첫 번째 개인전을 시작으로 화가의 꿈을 이룬다. 아티스트란 직업으로 붓은 나의 무기이자 평생 직업이 되었다. 수만 시간의 브러시 경험으로 [화장 잘하는 여자]의 책을 만들게 되었고 이제는 많은 여성들과 메이크업 스킬을 공유하고 싶다. 여성의 얼굴은 그 사람의 정신과 몸의 꽃을 피우는 곳이기도 하고 '라이프스타일' 이기도 하다.  20년 전이나 지금이나 화장의 기본 매뉴얼 은 변하지 않았다.  현재의 트렌드로 다양한 컬러(Color)와 색감(Tone)으로 내추럴 메이크업에서 오피스 메이크업, 4계절 메이크업, 중년 메이크업 외 브러시 사용법 등 20여 가지 일상의 기본적이고 실용적인 메이크업 스킬을 딸이 그린 일러스트와 함께 담아 보았다. 20년 넘게 화장, 그림, 얼굴을 관찰하는 공부를 하여도 처음 공부하는 마음처럼 누군가의 첫 얼굴은 나에게 브러시와 함께 소우주(小宇宙)를 만나는 일이다. 화장은 아름다운 자신의 얼굴을 천천히 찾아가는 삶의 여정으로 그 사람의 개성, 인격 등의 존재를 의미한다.

너무 많은 종류의 화장품과 화장이 어렵고, 자신에게 어울리는 색채의 감각을 원하는 사람들에게 [화장 잘하는 여자]책이 많은 도움이 되길 바람이다.

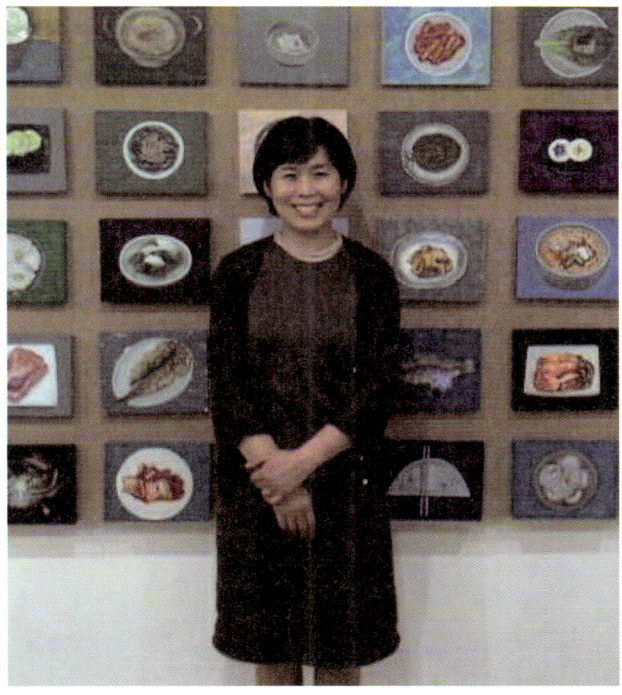

Make up Artist 김정미

# Contents

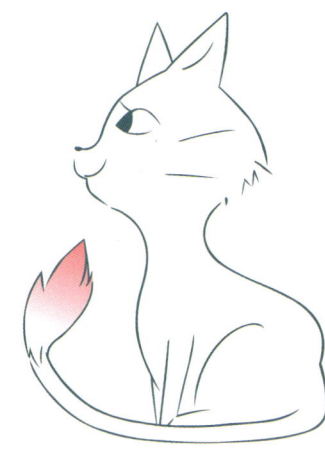

목　차

Part 1　-------------------------------------------- P10

1. 화장의 목적과 정의
2. 나는 누구인가
3. 나는 오늘 화장한다.
4. 스킨케어

Part 2　-------------------------------------------- P22

1. 베이스 메이크업
2. 자외선 차단제
3. 파운데이션
4. 파운데이션 브러시 사용법
5. 파우더
6. 아이섀도우(eye shadow) 색조화장
7. 노즈 화장
8. 블러셔

## Part3  ----- P48

### 20 가지 메이크업 다이어리

 1. 눈썹 메이크업
 2. 내추럴 메이크업
 3. 첫 인상이 좋아 보이는 메이크업
 4. 원 톤 메이크업
 5. 봄 메이크업
 6. 여름 메이크업
 7. 가을 메이크업
 8. 겨울 메이크업
 9. 스모키 메이크업
10. 파티 메이크업
11. 커리어우먼 메이크업
12. 관상 메이크업
13. 서비스직 메이크업
14. 헵번 메이크업
15. 포토 메이크업
16. 면접 메이크업
17. 중년 메이크업
18. 안경 메이크업
19. 컨투어링 메이크업
20. 메이크업 뷰티 Tip

## Part 4  ----- P100

### Make-up 노트

1) 메이크업 아티스트를 꿈꾸는 사람에게
2) 메이크업 실용 용어
3) 메이크업 브러쉬

마치며 ----- P114

화장 잘하는 여자    Part 1

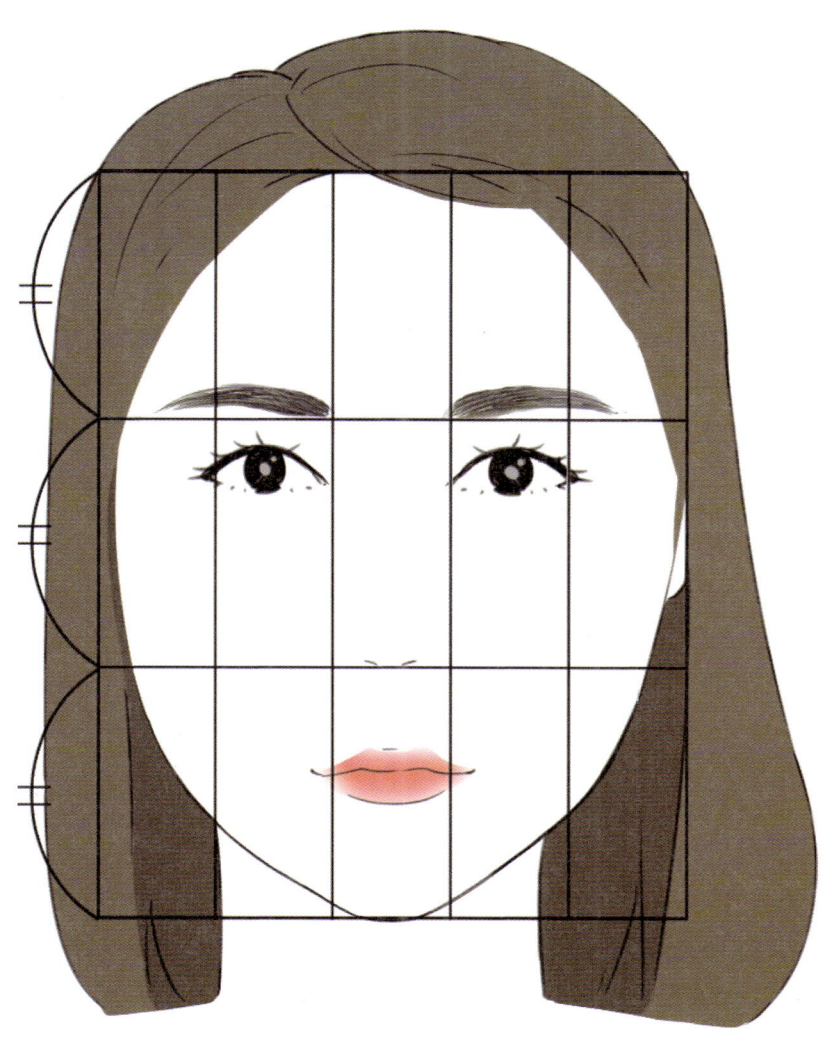

페이스 프로포션

## 1. 화장의 목적과 정의

 방년, 방(芳)은 꽃답다, 향기롭다, 년(年)은 나이, 연령으로 스무 살을 전후한 여성의 나이 이다. 스무 살 전후는 화장을 하지 않아도 피부도 건강하고 곱고 꽃다운 향기로운 나이 이기 때문이다. 청소년과 아동의 사이, 어리지만 조숙하고 자기주장과 개성이 뚜렷하고 화장을 하고 액세서리를 하고 다니는 초. 중학생을 프리틴(preteen)이라고 하는데, 너무 이른 초등학생들의 색조 화장이 오늘의 현실이다. 식품의약품안전처 주관으로 발간한 자료에는 화장품을 올바르게 사용하는 방법 메뉴얼이 있다. 주 교육 대상은 초. 중. 고등학생들이다.
발간 이유를 화장품 사용 시작연령이 점점 어려지고 있어 안전사용 교재를 발간하게 되었다고 한다.
"규제할 수 없으면 제대로라도 가르치자."이다.

 10대들은 나는 누구일까, 나는 예쁜 얼굴일까, 사춘기의 정체성에 대해 그들만의 고민들과 위안이 필요한 나이이다. 호르몬은 고대 그리스어 호르마오(hormao)에서 유래 했는데 '행동을 유발하다'는 의미이고 몸과 두뇌와 몹시 빠르게 부는 바람처럼 마음의 선동자이기 때문에 외모에 대해 개성을 표출하고 싶어 한다.
초등학생들이 예전 보다 외모나 몸이 많이 성숙된 것은 사실이지만 색조화장으로 너무 일찍 성숙된 얼굴을 만들고 있는 것 같다. 중년들은 너무 오랫동안 화장을 하여 화장하기 귀찮아하고 싫어하고 가리고 덮고 하는데 틴에이저는 복사꽃이 피듯 복숭아 같은 발그스레한 표정과 세상의 모든 꿈을 다 갖고 있는 것처럼 젊음이 최고의 무기가 아니던가.

칠순(七旬)이상까지 화장을 한다면 여성들은 평균 60년 이상을 화장을 한다는 것이다. 호모 헌드레드(Homo-Hundred) 100세 시대라는 말은 이제 익숙한 사회적 언어가 되었다.

화장(化粧)의 법규상의 의미는 "인체를 청결하게 하거나 미화하는 행위이나, 실제로는 아름다운 부분을 돋보이도록 하고 약점이나 추한 부분은 수정하거나 위장하는 수단을 가리킨다." 화장의 기능은 자외선및 먼지와 황사 대기오염 날씨 등의 변화에서 피부를 보호하는 기능이 있다.

또한 화장과 화장품은 첫 번째로 위생적이고 청결, 안전해야 하고 얼굴형의 장점과 단점을 관찰하여 의상과 시간(Time) 장소(Place) 목적(Objec-tion)에 적합하게 해줘야 한다.

"왜 여자는 화장을 하는가, 화장 기능의 심리적 특성의 영향"에 대한 일부 연구 논문이 발표되기도 했는데 논문은 여성들이 화장을 하는 이유를 촉각, 후각, 시각을 자극하기 위함이라고 설명한다. 향기 좋은 화장품과 색은 사람들에게 기분을 좋게 만들어주기도 하고 마음도 편안해 지기 때문이다. 또한 사회생활을 하면서 사회적 포지션을 나타나거나 예의적인 표현이기도 하며, 첫 인상은 첫 번째 시각적 정보로 인해 많은 부분이 결정 될 수도 있기 때문에 자신감과 타인들과의 친밀도를 높이기도 한다.

화장도 학문(學問)이다.

화장의 지식을 배우고 익혀서 매일 행복한 일상으로 자신의 얼굴에 행복한 선물을 주고 스트레스를 풀어 준다면 화장은 충분히 가치 있는 일이라 하겠다.

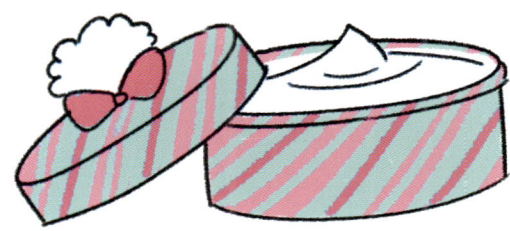

## Part 1 화장 잘하는 여자

　　화장품을 영어로 Cosmetics은 희랍어 Kosmetikos에 그 뿌리를 두고 있다. 영어 cosmos 는 단순히 우주라는 뜻이지만 라틴어 표기 Kosmos는 우주라는 것은 자연의 '질서'라는 의미이고 우주 자체의 질서를 유지시켜주는 것이다. 고대 그리스 사람들은 천체가 일정한 질서에 따라 움직이는 것을 '우주'라는 뜻으로 사용하게 된 것이다.

인간은 혼자 지낼 수 없는 존재이기 때문에 사회적으로 성장하고 사회생활을 위해서는 매일 사람들과 만나 얼굴을 보며 살아간다. 사람이란 사람에게 보임으로써 존재하는 것이다.

질서가 있는 사회는 아름다운 진리이기 때문이다. 메이크업이란 용어는 17세기 초 '여성의 매력을 높여주는 행위'를 메이크업이라고 영국의 시인 [리차드 크라슈]에 의해서 처음 사용 되었고, 우리나라는 고대 (선사 시대, 부족국가) 삼국시대(고구려, 백제, 신라) 통일신라-고려시대-조선시대-근대개화기-현대 까지 은은한 화장에서 직업과 신분에 따른 화장술과 불교와 유교적 사상으로 세분화 되었고 근대 이후 화장품이 수입되어 현대식 화장법이 도입되었다.

미용사 국가자격증시험이 제정된 시기는 해방이후 1948년 본격적인 미용업이 시작되었다. 1970년대 국내에서 처음으로 메이크업 캠페인을 시작으로 2016년 메이크업 국가자격증이 처음 시행 되었다.

　　화장은 스피드한 무한 경쟁 사회에서 자신이 원하는 메시지나 이미지와 개성을 전달하기 위한 포괄적이고 효과적인 커뮤니케이션 이다.

여성들은 자신만의 고유한 개성으로 살아가고 있으며 화장으로 미적 즐거움을 향유하는 삶은 여자들의 욕망이고 특권이기도 하다. 보건 복지부령으로 정하는 화장품의 정의는 다음과 같다. "화장품 이라 함은 인체를 청결, 미화하여 매력을 더하고 용모를 밝게 변화 시키거나 피부 모발의 건강을 유지 또는 증진하기 위하여 인체에 사용되는 물품으로서 인체에 대한 작용이 경미한 것을 말한다."

이다. 얼굴은 타인에게 가장 먼저 보이는 부분이고, 유일하게 하나 밖에 없는 자신만의 보물이다.
어떠한 얼굴이든 자신의 얼굴에 자신감과 행복을 가져야 한다.

## 2. 나는 누구인가?

여성들의 얼굴은 모두 다르기 때문에 유행에 따라 획일적으로 똑같이 화장을 하면 안 된다. 자신에게 맞는 화장과 색감을 찾아야 자신감이 생기는 것이다.
가장 기본적으로 자신의 얼굴형(달걀형, 둥근형, 삼각형, 사각형, 장방형, 역삼각형, 마름모형, 육각형)과 피부타입(건성, 중성, 지성, 복합성, 민감성), 이목구비의 균형등을 관찰하고 화장을 한다면 자연스럽고 좋은 얼굴을 만들 수 있다. 얼굴이 균형 있게 좋아 보이고 호감이 가는 이상적인 비율 균형도를 페이스 프로포션(Face-Proportion)이라고 하는데 메이크업 아티스트는 페이스 프로포션과 골상(얼굴형)분석을 가장 기본으로 화장을 해준다.

가로 3등분의 1등분은 헤어라인에서 눈썹 까지, 2등분은 눈썹에서 코 끝, 3등분은 코끝에서 턱 까지 1:1:1 이다. 세로 5등분의 1등분은 헤어라인-눈꼬리, 눈꼬리-눈 앞머리, 눈 앞머리-반대편 눈 앞머리(코가 가운데 중심으로) 눈 앞머리-눈꼬리, 눈꼬리- 헤어라인 까지 이다.
손거울과 연필을 준비하고 종이위에 자신의 얼굴형을 그린다. 가로 균형과 세로 균형을 관찰하여 음영과 하이라이트를 만들어본다. 얼굴형, 피부타입, 페이스 프로포션 3가지의 콘셉트를 정확히 안다면 그 다음부터는 화장이 재미있고 쉬워지며 색감(색조와 립스틱의 조화, 블러셔, 음영, 하이라이트)과 이미지(분위기, 스타일)을 익히면 된다.

Part 1 화장 잘하는 여자

　　화가는 평면 캔버스위에 다양한 물감을 넣어 입체적으로 그림을 그리지만, 얼굴은 이미 입체적이고 캔버스만큼 크지도 않고, 피부와 땀, 주름등이 컨디션 상태에 따라서 하루 종일 움직이기 때문에 수정 메이크업도 필요하다. 얼굴형과 화장 안에는 그 사람의 성격이 어느정도 드러나기 때문에 시간이 걸리더라도 자신의[진정한 얼굴]을 찾아야 한다.

　　10대 20대는 피부(기초와 파운데이션을 비롯한 모든 화장품은 최소한으로 얇게 펴 발라 주는 것이 가장 자연스럽고 피부가 건강해 보이며 윤기 있어 보인다.)로 화장을 하고 중년은 이미지와 분위기로 화장을 해야 한다. 의상실에서 자신의 체형에 맞게 치수를 재고 원단을 골라 색과(색조. 립. 블러셔) 디자인(윤곽, 음영, 하이라이트, 면, 선)을 결정해 맞춤옷을 만들 듯이 자신의 얼굴에 맞는 화장을 해야 한다.
비싸고 좋은 화장품을 발라도 어색한 화장은 자신의 이미지를 모르고 화장을 하고 있기 때문에 기초가 어긋나고 오랜 동안 화장의 시행착오를 겪어야 한다. ==화장을 하지 않더라도 화장의 지식과 정보는 센스있게 알아두는 것이 좋다.== 아티스트를 뛰어 넘는 화장 잘하는 여성들은, 자신에게 어울리는 컬러를 확실히 알고 있으며, 여러 가지 색에 대하여 자유롭고, 화장하는 시간이 길지 않으며, 가야할 장소와 상황에 맞게 화장을 한다.

## 3. 나는 오늘 화장을한다.

　　여자는 화장대 앞에서 화장과 함께 하루를 시작한다. 예쁘게 한 화장만으로 사람들을 사로잡을 수 있는 것은 결코 아니며 지나치게 외모를 중요하게 생각하는 현대사회의 현실이 안타깝다. 화장을 하지 않은 맨 얼굴이 예쁜 사람, 인상이 좋고 카리스마가 있는 사람들도 충분히 있다.
그러나 사회생활을 하며 누군가의 관심과 호감 이미지(Image)을 집중 시키는 효과는 자아 존중 향상과 궁극적인 대인관계 능력 효과로 화장이 오랜 동안 유용한 역할을 할 수도 있다. 날씨가 나쁜 날에도 마음이 우울한 날에도, 일하러 갈 때, 클럽 갈 때, 병문안, 장례식장, 잔칫집 갈 때, 프로포즈 받는 날에도 아무렇게나 화장하지 말자. 모든 복운(福運)은 얼굴, 행동, 습관, 마음에서부터 오기 때문이다. 자신만의 손의 감성으로 단정하고 색감(Tone)이 잘 조화된 화장은 타인들을 기분 좋게 만들어 준다.
매일 아침 화장과 헤어손질 의상 준비까지 평균 40여분이 걸린다는 통계가 나왔다. 최소한의 시간과 화장품으로 최대의 좋은 얼굴을 만드는 사람은 [화장 잘하는 여자]이다.

    화장의 기본 매뉴얼만 잘 익힌다면 매일 아침 색조화장 10분이면 충분하다. 사회생활을 하면서 좋은 사람을 만나고, 큰 그릇의 사람을 만나고, 멋있는 사람을 만나는 순간 샐리의 법칙 [Sally's Law- 우연히 자신에게 유리한 일만 계속 거듭해서 일어난다는 뜻]처럼 자신의 운도 순환이 되어 좋아진다면 이것 또한 화장의 힘이라 할 수 있겠다.
화장을 잘하고 못하는 것으로 사람을 평가해서는 안 되지만, 아무리 개성 있는 화장 이라 하여도 우울한 화장, 무대화장처럼 진한 화장, 이상한 화장은 상대방에게 피로감을 줄 수도 있기 때문이다.
어쩜, 저렇게 리얼 스킨(real skin)처럼 화장을 잘 했을까 하고 색상이 잘 어울리는 화장은 사람들에게 심리적으로 편안하게 만들어 주는 효과가 있다. 화장이 끝나면 전체 코디는 의상 헤어가 정리되고 그 외 소품 핸드백, 스카프, 신발, 액세서리로 전체적인 스타일이 자연스럽게 완성된다. 화장은 첫 번째로 나 자신의 자신감과 만족감을 위해서 그리고 타인에 대한 '배려'이기도 하다.


    나는 사람이다. 그것은 경쟁하는 존재라는 것을 뜻한다.   -괴테-

## Part 1 화장 잘하는 여자

## 4. 스킨케어

화장품 회사는 브랜드 이미지 마케팅 전략으로 치열한 전쟁터이다. 너무나 많은 종류의 화장품과 정보, 어려운 화장품 이름과 비슷한 효능 때문에 소비자들은 헷갈리고 화장을 어렵고 힘들게 만들고 있다.
화장으로 스트레스를 풀어야 하는데 스트레스가 쌓이는 사람도 분명 있을 것이다. 지나치게 많은 화장품으로 소중한 시간과 비싼 돈을 지불하며 '나의 피부는 계속 좋아 질거야' 라는 심리적 믿음인 플라시보 효과(placebo ffect-실제효과)로 화장품에 우리는 너무 많이 기대를 한다.
 -3가지 덜 바른다고 큰일 나지 않는다. 불필요한 화장품에도 다이어트가 반드시 필요하다.

기초화장은 피부 결 방향으로 발라 줘야 피부표현이 자연스러워 진다. 이마 안쪽에서 관자놀이 방향으로 코는 위에서 아래로 얼굴 안쪽에서 바깥으로 인중부분은 중앙에서 밖으로 U라인은 밑에서 위로 턱은 위에서 아래로 발라준다.
어떠한 근무조건이냐에 따라 일하는 시간과 실내, 실외인지 낮에 일하는지 밤에 일하는지 등 지속력을 결정해서 하루 종일 일한다면 기초화장품 양을 많이 줄여야 화장이 밀리지 않고, 건조한 곳이라면 보습과 영양에, 실외에서 자주 근무하는 사람은 자외선 차단제에 신경 써야 한다.

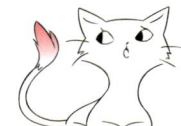

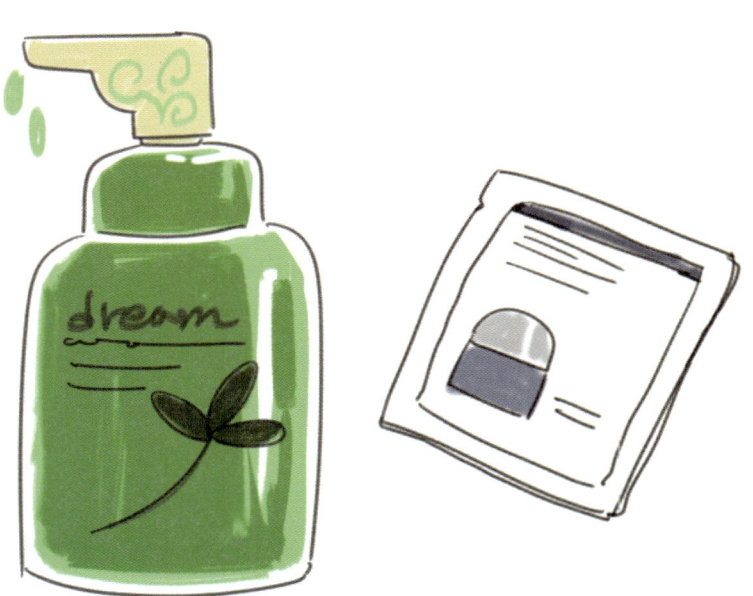

　세안하고 부드러운 타올로 가볍게 1-2번 눌러주고 1분 안에 토너를 바르고 손으로 너무 세게 닦지 않고 토닥 거려준다. 순면 화장 솜으로 사용하거나 예민한 피부에는 스프레이로 뿌려 주거나 스킨을 적신 화장 솜을 피부에 흡수 시킨다. 토너는 많이 발라도 증발해 버리기 때문에 너무 비싸지 않은 순한 것으로 구입하고 기초의 처음 단계이기 때문에 생략해서는 안 된다.

**Part 1** 화장 잘하는 여자

건성 피부는 영양과 보습을, 꿀이나 설탕 같은 보습 성분이 들어 있는 팩을 사용하고 식물성 오일이나 밤 타입 화장품으로 충분히 흡수 시킨 후 크림을 바르면 보습력이 좋아진다. 보습이라는 기능은 같으나 화장품 회사마다 수분, 안티에이징, 모공관리 등이 다른 것이다.
지성피부는 피지 조절과 모공수축, 색소 침착 피부에는 화이트닝 효과의 재생으로 한다. 화장 순서는 가볍고 묽은 수분 에서 점성이 있는 유분 순서로 전체 적에서 부분적으로 사용하는 것으로 한다. 피부에 먼저 닿는것이 가장 효과가 있기 때문에 토너를 바른 후 화장대위에서 가장 좋은 화장품을 먼저 바르면 된다.

유분이 많이 있는 것을 먼저 바르면 피부에 유분막이 생겨 수분이 피부에 흡수되지 않는다. 화장품 회사마다 차이는 있겠지만 기초 화장품을 구입할 때 지용성인지 수용성인지 문의하고 구입하다.
기초 화장품 바르는 순서는 최소한 토너(스킨)-세럼(에센스)-로션(크림) 정도이고 나머지는 그날 피부컨디션에 따라 한두 가지 더 바르거나 덜 바른다. 로션은 화장수라는 뜻이고, 로션, 에멀젼, 플로이드는 같은 말이다. 에센스(Essence)는 본질, 정수라는 뜻으로 영양 성분이 응축된 화장품이며, 세럼(Serum)은 스킨 보다는 무겁고 에멀젼 보다는 묽은 제형으로 에센스와 같은 화장품이라고 생각하면 된다. 오전에는 화장이 오래 유지되도록 간단하게 기초 화장을 바르고 저녁에는 영양크림이나 기능성 화장품을 사용한다.

크렌징 핸드링은 1분 안에 끝내고 세안한다. 온라인 사이트의 설문 조사 내용을 살펴보면, 기초화장을 3개 이하로 바르는 사람은 평균 30%, 4-7개 바르는 사람은 평균 70%, 8-9개 이상은 6%, 10개 이상은 2% 정도이다. 화장 소요 시간은 20분 정도가 25%, 30분 정도는 45%, 50분 정도는 18%, 1시간 이상 12% 이다. 좋은 음식이 피부에 효과가 있다. (화장품30% 음식70%가 피부에 좋다.- 41%) (화장품50%, 음식 50%가 - 42%) (화장품 70% 음식 30% - 16%) (좋은 화장품을 사용하면 음식은 중요하지 않다가 - 1%)

우리나라의 화장품의 전성분은 2008년 10월 모든 화장품에 전성분 표시가 의무화 되었다.
화장품의 변질을 일으키는 것은 직사광선, 높은 습도, 높은 온도이다.
대한화장품 협회 발표에 의한 기초 화장품 유효 기간은 12개월, 눈 관련 화장품류를 제외한 메이크업 제품종류는 18개월, 마스카라, 아이라이너와 같은 화장품류는 6개월이다. 퍼프와 브러시를 청결이 사용 한다면 유분이 안 들어간 가루 파우더, 팩트, 샤도우, 블러셔는 건조한 상태를 유지할 수 있는 서늘한 곳에 보관한 상태에서 가장 오랜 동안 사용 할 수 있다.

모자라는 듯 한 여백, 그 여백이 오히려 기쁨과 아름다움의 샘이 된다.

-파스칼-

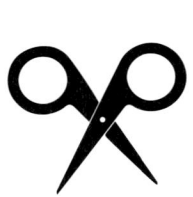
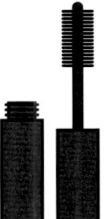
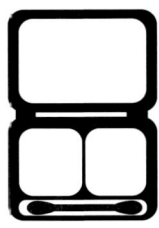

화장 잘하는 여자     Part 2

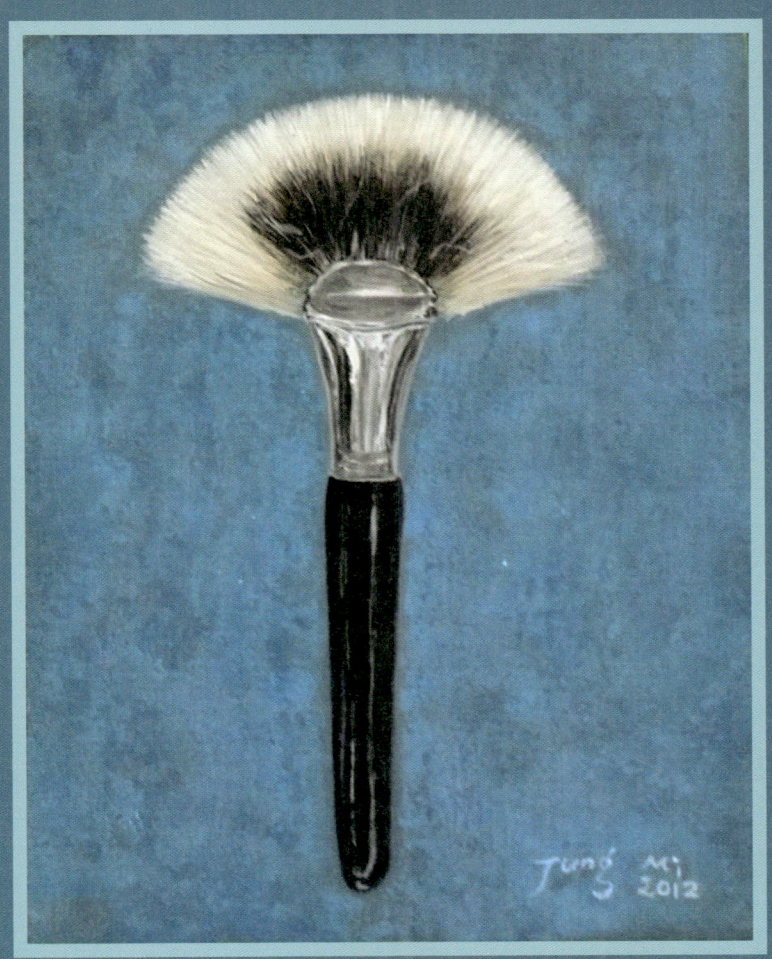

# 1. 베이스 메이크업 (Base Make-up)

프라이머(Primer)는 밑칠, 애벌칠의 뜻으로 기초 화장품과 파운데이션 사이에 바르는 실리콘 베이스의 제품으로 파운데이션과 피부 사이에 잘 밀착 하도록 도와주는 역할을 하기도 하고 유분이 많거나 잔주름 확장된 모공이 피부에 피지조절 효과가 있어 피부 결을 정돈해 주지만 매일 자주 바르거나 얼굴 전체 바르지 말고 소량을 부분적으로 T존이나 눈 밑에 발라 얼굴에 광을 만들어 준다는 프라이머는 건성 피부에는 바르지 않는다.
메이크업 베이스(컬러 베이스)는 피부 톤을 보정해 준다면 프라이머는 피부의 결을 다듬고 매끈하게 해준다.
프라이머 대신 T존 부위에 식물성 페이스 오일을 손바닥에 비벼서 소량 바르면 윤광 메이크업을 연출 할 수 있다. 메이크업 베이스는 노르스름하거나 칙칙한 피부에는 보라색을, 피부가 붉거나 잡티, 여드름 피부에는 민트색, 혈색이 없는 피부에는 핑크빛으로 발라준다.

베이스 메이크업은 파운데이션과 색조화장으로부터 피부 톤을 보정시켜주며 사람 피부에 따라 파운데이션의 밀착 감을 지속시켜 주기도 하지만 매일 바르지 않아도 되며, 펄 메이크업 베이스(쉬머)는 피부 표현을 입체감 있고 글로시하게 연출 할때 바른다.
모든 화장품은 그날 피부 상태에 따라 적절히 사용한다.

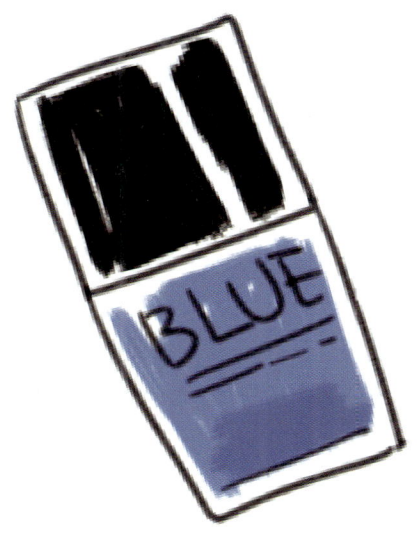
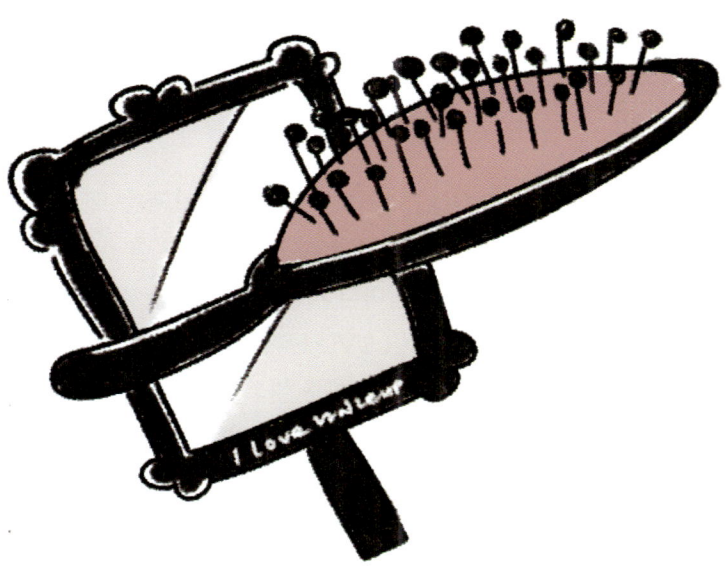

## 2. 자외선 차단제 (Sun screen)

자외선은 표피 진피의 피부 수분과 탄력을 빼앗는다. 생명의 근원인 태양인 자외선 중파장은 칼슘과 뼈를 만드는 비타민 D를 만들기도 때문에 어느 정도 자외선도 필요하고 살균 작용등 좋은 역할도 하지만 하루 20% 정도의 햇볕을 쬐어도 충분한 비타민 D를 얻을 수 있다. 피부 표피에 있는 과립층은 피부 내부의 수분 증발과 자외선의 침투를 막는 역할을 하는데 피부에 자외선이 닿으면 표피의 프로비타민D가 비타민D로 전환되어 칼슘의 흡수를 촉진시켜 뼈와 치아의 형성에 영향을 미친다. 11시-3시까지 강열한 자외선을 조심한다. 외출할 때는 모자, 양산, 선글라스, 선 캡, 긴팔을 활용한다. 선 캡, 모자만 사용하더라도 40-50% 정도는 걸러진다.

기초화장품 마지막에 문지르지 말고 피부 결에 따라 부드럽게 누르듯이 발라야 화장이 뜨는 현상을 줄일 수 있다. 일을 하거나 매일 출근하는 여성들은 차단제를 바르지 않더라도 멀티 제품으로 화장을 하기 때문에 일정 량의 자외선 차단 효과를 볼 수 있고 가볍게라도 반사효과가 있으므로 화장을 하고 외출을 한다.

SPF는 (Sun Protection Factor) 약자이다. SPF1의 효과는 대략 15분 정도 SPF20 x 15= 300, 5시간 정도 차단 하지만 피부가 움직이다 보면 먼지도 묻고 땀과 피지도 올라와 사람마다 피부마다 차이는 있다. 공해와 자외선은 UVA-장파장과 UVB-중파장 UVC-단파장 세 종류가 있다. UVA는 자외선 A파 피부노화, 기미나 광노화 주름 색소 침착을 가져오는 자외선이다. 유리를 통과하고 진피층까지 침투 선탠을 일으킨다. 이 A파를 막아주는 것이 PA(Protection grade of UVA). UVB는 자외선 B파 홍반을 일으키는 자외선이다. B파를 막아주는 것이 [SPF]. UVC는 지표면에 닿지 않지만 살균, 소독작용이 강하며 피부암을 유발한다.

UVB는 오존층에 의해 걸러지고 일부는 피부에 도달하여 Sun Burn을 일으키며 표피층까지만 침투하여 홍반, 기미, 염증유발의 원인이 된다. UVA로 인해 피부가 변하는 선탠(Sun Ten))을 일으키는 자외선으로 UVB로 인해 화상을 입는 선번(Sunburn)을 말한다. 즉 UVA를 막아줘야 하는데 PA+ ++ +++ 여기가 +가 많을수록 차단을 잘해준다는 뜻이다.
평상시에는++ (낮음)정도 바다나 산 스키장에서는 +++(높음)를 사용한다. 피부가 예민한 사람은 피부에 순한 비화학적 넌-캐미컬(Non- Chemrical) 차단제로 SPF15 정도가 좋다.  이마 코 볼 튀어나온 주위만이라도 겹쳐 바른다. 봄, 여름에는 30정도, 흐린 날은 15-30, 야외에서는 SPF30-35이상 바른다.  눈 80%, 모래 20% 물 10%순으로 자외선 반사율이 높으므로 바닷가 스키장에는 40-50 PA+++ 발라줘야 한다.
흐린 날에도 60-70%의 그늘에서도 50% 존재한다.
매일 실내에서 일하는 사람은 SPF20정도 PA+ 무난하다.

   차단지수가 높을수록 효능이 좋은 것이 아니며 SPF가 높을수록 백탁 현상이 일어난다. 피부를 보호해주는 물리적 난반사제가 들어 있는 차단제를 바른다. 썬 크림보다는 썬 로션으로 자신의 피부 정량에 맞게 바르고 예민한 피부의 사람들은 자외선 치수보다 성분에 주위 한다. 차단제를 바르고 싶지 않다면 베이스 화장 후 파우더 파운데이션이나 파우더를 사용한다.


   자외선 차단제는 1년이 지나면 효능이 떨어지기 시작하므로 빨리 사용하고 버린다. 외출하기 30분 전에 바르며 수정 메이크업 할 때 팩트, 파우더로 여러 번 덧 발라준다.

## 3. 파운데이션 (Foundation)

파운데이션은 매일 발라야 하기 때문에 자신에게 맞는 색상과 질감을 잘 선택해야 하며 파운데이션 바른 티가 나지 않게 바른다. 피부가 가무잡잡하다고 너무 진한 파운데이션을 바르면 얼굴이 칙칙해 보이고 나이 들어 보이기 때문에 핑크베이지 색상이 자연스럽다. 피부가 붉은 사람은 노란빛이 도는 베이지색 파운데이션이 차분해 보이고 노르스름한 피부에는 연한 핑크빛이 나는 컬러를 바르면 화사해 보인다.
자신의 피부에 맞는 색을 발라야 스킨 메이크업이 된다.

**파운데이션(Foundation)**은 기초, 토대, 기본의 뜻으로 화장에서는 스킨케어 다음으로 색조화장의 기초공사이다. 얼굴과 목사이의 색이 틀리면 색조화장을 예쁘게 하더라도 얼굴이 안정적으로 보이지 않고 어색해 보인다. 파운데이션 피부표현에 공을 들여야 화장을 잘하는 것이다.
파운데이션은 제2의 피부 톤을 만들어 준다.
파운데이션을 바르는 목적은 피부 톤을 조절해주고 피부색을 표현하고 기미, 주근깨, 잡티를 어느 정도 커버해주면서 자외선, 공해, 미세먼지, 황사 등으로부터 피부를 보호해 주기도 하기 때문에 화장에서 자외선 차단제 다음으로 꼭 필요한 제품이다.

파운데이션은 색조 제품이기 때문에 반드시 클렌징을 말끔히 해야 한다. 피부가 건조한 사람은 페이스 오일을 에센스나 파운데이션에 섞어 바른다. 기미, 주근깨, 여드름, 잡티가 많은 피부는 한 톤 진한 파운데이션으로 발라줘야 얼굴이 차분해 보인다. 너무 많은 파운데이션을 바르면 화장이 밀리고 지저분해 보이기 때문에 소량 발라준다.

**리퀴드 파운데이션(Liquid foundation)**은 수분이 많은 묽은 액체로 가벼운 화장품으로 건성 피부나 잡티가 없는 깨끗한 피부에 적합하며 특히 사용감과 부담감이 없어서 가장 내추럴하며 누드화장, 투명화장에 사용된다. 리퀴드 파운데이션은 색상의 폭이 넓어 자신에게 맞는 피부표현을 할 수 있다. 피부에 자극도 적지만 기미, 주근깨, 잡티 커버는 할 수 없으므로 컨실러를 따로 사용해야 한다.

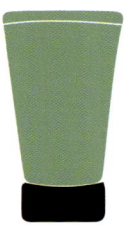  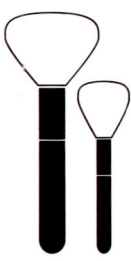

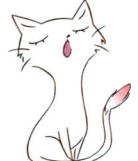

**쿠션 파운데이션(Cushion foundation)** 파운데이션을 스펀지에 적신 형태로 편리하고 촉촉한 피부표현과 휴대가 간편하고 파우더를 하지 않아도 되는 가장 빠른 화장이 큰 장점이다. 피부가 깨끗하고 잡티가 없는 피부에는 자외선 차단제후 쿠션 파운데이션을 바른다.
용기안의 스펀지로 계속 사용해야 하기 때문에 끈적임과 뭉침이 있을 수도 있으니 스펀지는 자주 세척한다.

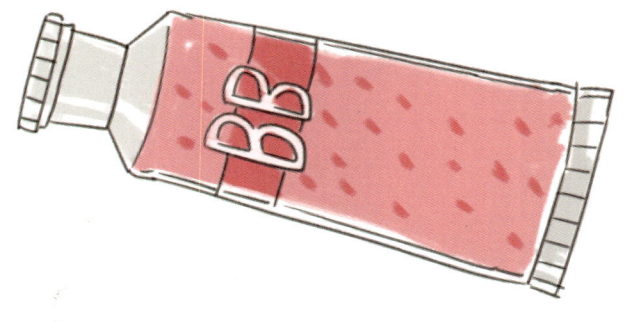

**비비크림(BB Cream)** 비비크림 정식 명칭은 '블레미시 밤'(Blemish Balm)은 피부과에서 레이저 시술을 받은 환자들이 붉은 피부의 재생및 보호를 하기 위해 붉은기 없는 잿빛 색을 기본으로 해서 만든 제품이었다. 일명 생얼 메이크업과 함께 간단한 메이크업 할 수 있고 제형도 쫀쫀해서 발림성도 좋지만 피부가 가무잡잡한 사람이나 중년은 피부가 어두워 보일 수 있으니 밝은 색 리퀴드 파운데이션이랑 섞어 사용한다.
현재 시중에 판매되고 있는 비비크림은 재생 기능보다는 피부 표현 파운데이션이다. 리퀴드 파운데이션은 비비크림보다 부드럽게 펴 발라지면서 색조화장의 조화와 발색을 도와주기도 한다.

스틱 파운데이션(Stick foundation)은 커버력이 뛰어나 무대 메이크업, 연극 분장, 웨딩 메이크업, 컨투어링 메이크업 할 때 사용된다. 고체 형은 스펀지로 사용한다. 얼굴에 도포한 후 스피드하게 펴바른(sliding) 다음에 두드리는(patting) 것이 원칙이다. 파운데이션을 바르고 먼저 두드리면 얼룩이 진다. 스틱 파운데이션을 얼굴에 직접 바르게 되면 많이 두꺼워 지므로 스펀지에 조금씩 묻혀서 사용해야 화장이 자연스럽고 깨끗하게 표현된다.

얼굴 전체에 잡티가 2/3 있는 사람은 스틱 파운데이션을 잘 사용 한다면 컨실러를 따로 사용하지 않고 피부 표현을 할 수 있다.

U라인, 이마, 코, 턱 부분은 잡티가 없는 부위 이므로 조금 바르고 눈 꼬리 입 주위 C라인 콧등에도 얇게 펴 바른다. 잡티 부위만 여러 번 발라 주고 경계를 자연스럽게 발라야 화장이 두껍지 않다.

크림 파운데이션(Cream foundation) 유분이 많아 화장이 두꺼운 것이 단점이다. 크림 파운데이션은 컨실러 없이 커버력이 좋아 스펀지 활용만 잘 한다면 깨끗한 베이스가 된다.

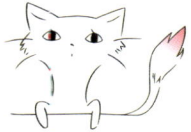

**Part 2** 화장 잘하는 여자

**컨실러(Concealer)** 컨실러는 감추다, 숨기다의 뜻으로 좁은 부위에 사용하는 파운데이션의 제형이고 잡티를 커버하는 기능성 화장품이다. 눈이 붓거나 다크 서클이 생기면 혈액 순환이 좋지 않을 수 있으니 아침, 저녁으로 승읍(눈동자 바로 밑에 뼈있는 부분)지압 마사지를 수시로 자주 해준다.

더마컬러 카모플라지 크림(camouflage cream, 변장하다, 위장하다, 감추다) 컨실러는 파운데이션 겸용으로 홍조와 붉은 기, 백반증, 붉은 반점, 푸른 반점, 문신, 기미, 잡티 커버력이 좋으며 방수 효과가 뛰어나 여름철 땀에도 지속력이 좋고 다크 서클 커버로 하루 종일 깨끗한 피부표현이 된다. 파운데이션 후에 컨실러(더마컬러)를 바른다. 애플존의 잡티를 커버하지 않으면 인상이 우울해 보이고 안색도 좋아 보이지 않기 때문에 말끔하게 커버해 준다.

잡티가 많으면 파운데이션 전에 한 번, 파운데이션 바른 후에 한 번 더 바른다. 한 번에 많이 바르지 말고 소량씩 2-3번 발라야 자연스럽다. 매트한 컨실러가 있다면 리퀴드 파운데이션이나 비비크림으로 손등에서 섞어 사용한다. 컨실러 브러시 사이즈는 소지 손톱만한 사이즈의 탄력 있는 인조모가 적당하다. 기미 주근깨 부위가 넓다면 조금 넓은 브러시나 검지 손가락으로 사용한다.

화장 순서는 (기초-자외선 차단제-파운데이션-컨실러-파우더 -눈썹 - 아이섀도-아이라이너-마스카라-립스틱-블러셔-하이라이터)이다.

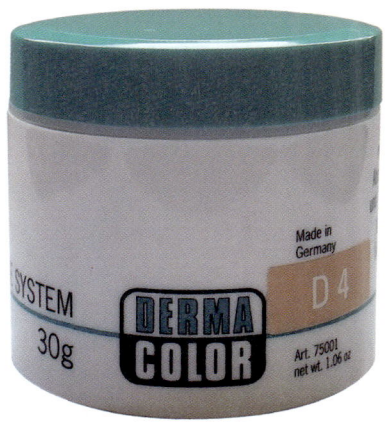

더마컬러 카모플라지 크림

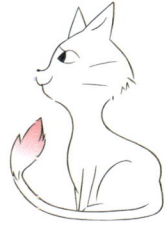

## 4. 파운데이션 브러시 사용법

파운데이션 브러시 사이즈는 가로 2cm 세로 3cm 적당하다. 리퀴드 파운데이션이나 묽은 비비크림 타입은 브러시로 사용하면 얇게 펴 발라져서 좋다. 파운데이션을 얼굴에 바로 바르지 말고 손등에 덜어서 소량씩 사용해야 뭉치거나 얼룩이지지 않는다.

브러시의 양쪽 면에 1/3 만 묻혀서 이마나 눈 밑 넓은 부위에 도포한 후 지그재그로 발라준다. T존, 입, 눈가 주위는 소량만 발라준다. 가벼운 내추럴 화장을 해 줄 때, 물광 메이크업을 할 때, 매일 하다보면 어느새 브러시 자국이 없어지는 노하우가 생기며 1분 안에 파운데이션을 펴 바를 수 있는 스피드 한 브러시의 매력에 빠지게 된다.

팔에 힘을 빼고 붓을 세 개 누르지 말고 부드럽게 터치 한다.

손이나 스펀지가 못하는 부분을 세심하게 발라지며 브러시는 피부표현이 얇고, 자연스럽게, 빠르게, 화장을 해 줄 수 있는 것이 큰 장점이다. 파운데이션은 얼굴 전체를 무조건 바르고 커버하는 것이 아닌, 피부 톤을 고르게 만들어 주듯이, 얇게 발라야 베이스 화장이 은은하게 올라온다.

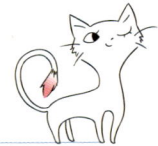

**스펀지 사용법** 스틱, 크림 파운데이션 제형은 스펀지로 사용한다. 너무 세게 바르면 베이스 기초화장이 밀릴 수 있으며, 피부가 건조한 사람은 스펀지를 물을 적셔 짠 다음에 사용하거나 미스트를 뿌린 후 사용하면 발림성도 좋고 피부표현이 촉촉해 진다. 중성세제에 세척하거나 가위로 조금씩 잘라서 사용하고 피부에 자극이 없고 부드러운 스펀지 2개 정도 준비한다.

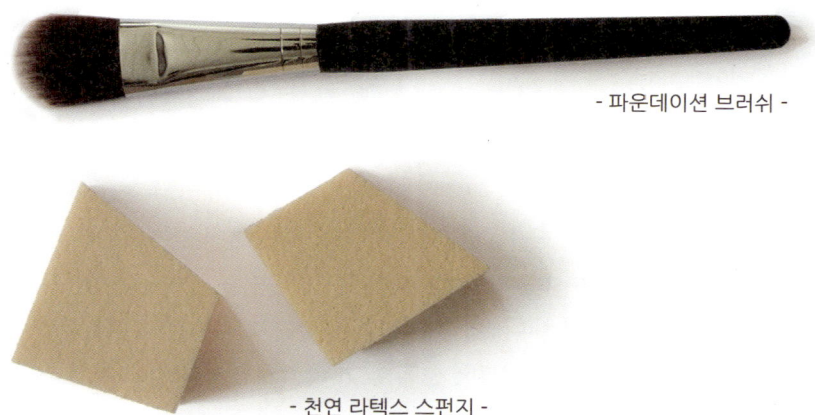

- 파운데이션 브러쉬 -

- 천연 라텍스 스펀지 -

**크림 아이 섀도** 손가락에 크림 섀도를 묻혀 눈 두 덩이에 바르면 크리미 하고 빠른 화장을 할 수 있다. 그러나 최대 단점은 크리즈(crease, 접은 자국)가 생긴다는 것이다. 쌍꺼풀이 없고 눈매가 시원한 사람한테 어울린다. 색상은 흐린 색 보다 중간 톤 한 가지만 발라도 입체적으로 보인다. 색조나 크림 섀도는 베이스를 바르지 않고 눈가에 매일 바르게 되면 눈가의 잔주름이나 다크닝이 생길 수 있으니 파운데이션을 바른 후 눈 주위에 파우더를 바른 후 색조 화장을 한다.
아이보리, 누드 핑크로 하이라이트를 눈두덩이 전체 펴 바르고 아몬드 모양으로 경계지지 않게 손가락으로 크림 샤도우를 바른다.

## 5. 파우더 (Powder)

　파운데이션의 유분과 번들거림을 잡아주고 메이크업을 고정시켜주며 자외선 등으로부터 피부를 보호해 주기도 하며 지속력을 높여 준다. 분첩 또는 파우더 브러시로 사용한다. 파우더를 바르면 피부의 건조함이 느껴진다면 건조한 볼 주위는 생략하고 유분이 올라오는 T존 부위만 바른다. 파우더 브러시에 파우더를 묻혀 다른 용기나 티슈에 살살 털어내고 얼굴을 쓸 듯이 볼-이마-눈두덩이-눈 밑-코-턱 순서로 발라준다. 격식 있는 자리에 갈 때에는 파운데이션이 번들거리고 지저분해 보이지 않게 파우더로 살짝 도포 해준다. 심한 건성 피부, 물광, 윤광, 펄 메이크업에는 파우더를 바르지 않는다.

　가루 형태는 루즈 파우더(loose powder), 페이스 파우더(Face powder), 투명 파우더(Transparent powder)이다. 미네랄 파우더는 광석에서 나오는 소량의 광물질 비타민, 칼슘 등을 말하는데 미네랄 특성상 자외선을 차단하는 효과가 있고 피부에 당김 없이 밀착되면서 가볍고 투명하며 피부 건조를 일으키지 않을 수도 있다.
브랜드 보다는 몇%의 미네랄이 들어 있는지 확인하고 함량이 많을수록 가격은 비싸진다. 피니시 파우더(Finish powder)는 화장의 맨 마지막에 사용하는 하이라이트용으로 미세한 펄이 들어간 가루타입, 팩트 타입이다. 콤팩트 파운데이션(파우더 파운데이션)은 트윈 케이크 보다는 자연스럽다. 투 웨이(Two-way), 트윈(Twin) 케이크는 고체 파운데이션을 뜻하는데 파우더와 파운데이션을 섞은 두 가지 멀티 제품이다. 콤팩트 파우더(Compact powder)는 가루 파우더를 압축시킨 것으로 프레스트 파우더라고 하며, 파우더와 트윈 케이크의 중간정도의 제품으로 파우치에 휴대용으로 수정 메이크업 시 사용한다. 하루 종일 색조 발색력과 색상 지속력을 높이려면 눈가에 매트하게 해주고 색조를 해준다.

## 컬러 파우더, 컬러 팩트 용도

| 갈색 계열 | 여름에 태닝 메이크업 할 때 사용하거나 피부의 윤곽을 잡아주는 마무리 파우더이다. |
|---|---|
| 라일락 계열 | 노르스름한 피부를 화사하고 밝게 해준다. |
| 그린, 민트계열 | 붉은 피부를 보정해 준다. |
| 핑크 계열 | 피부의 생기와 화사함을 준다. |

**파우더 브러시(Powder Brush)** 파우더를 얼굴에 도포 할 때 사용하는 브러시(청솔 모, 양모, 말모, 인조모등 )로 가장 큰 사이즈이다. 여분의 파우더와 색조 등을 털어 내기도 한다. 얼굴의 넓은 부위인 볼-이마-눈두덩이-눈 밑-코-턱 순서로 쓸어주듯 터치 한다. 가벼움과 자연스러운 피부표현, 건성 피부에는 분첩보다(지성 피부와 잡티가 많은 피부는 분첩으로) 브러시로 해준다. 브러시로 파우더를 바를 때는 한 방향으로 해줘야 뭉치지 않는다. 동그랗게 원을 그리거나 지그재그로 해주지 않는다. 팩트로 할 때는 원을 그리듯 묻혀서 얼굴에는 톡톡 발라준다.
파우더 브러시를 사용하지 않을 때는 섀딩 브러시로 사용 하는데 귀밑 아래턱뼈(하악골)부위와 넓은 이마의 헤드라인 1/3 부위, 광대뼈(관골)에 음영을 줄때 사용한다. 아래턱뼈 부위는 얼굴형을 부드럽게 결정짓는 중요한 부위이기 때문에 가장 큰 브러시는 꼭 필요하다. 메이크업 브러시는 정교하고 빠르고 편리하게 화장하는데 많은 도움을 준다.

## 6. 아이 섀도우 (Eye shadow) 색조화장

고대 이집트에서는 '눈은 영혼을 비추는 창'이라고 한다. 우리 옛말에도 '몸이 천 냥이면 눈은 구 백냥' 이라는 것은 그만큼 눈이 중요하고 눈과 마음이 일치하는 곳으로 눈은 사물을 보는 것 뿐만 아니라 뇌의 전초기지로 뇌가 기억을 하고 인체에 전달하는 중요한 부위이며 얼굴에서 또 하나의 작은 뇌라고 할 수 있다. 눈은 마음과 영혼이 통하는 길이기 때문에 사랑이 머무는 곳이기도 하고 지혜, 그 사람의 이미지, 성격, 그릇, 담력, 품성 등을 의미 한다.

관상학에서 눈은 애정 운과 여유로움이 있는 부위 이므로 각별히 신경 써서 화사하게 화장을 해야 하고 항상 상대방을 바르게 보는 습관을 줘야 한다. 또한 얼굴 화장 중에 가장 다양한 기능과 드라마틱한 연출을 주는 곳도 색조화장 이다.

안구건조증이 심한 사람, 눈이 예민한 사람들은 색조나 아이라인 마스카라 등의 화장을 절제한다. 눈썹 밑의 잔털은 깔끔하게 정리하고 눈 화장은 유행이나 인위적인 테크닉보다 맑고 깨끗함을 우선으로 한다. 아이섀도 브러시는 엄지 손톱만한 사이즈 정도이며 하이라이트나 눈 두덩이를 펴 바르는 기본 브러시다.

검지 손톱 만한 사이즈는 중간 베이스 브러시로, 원형 총알 브러시는 색조가 뭉치거나 선이 생기지 않게 브랜딩 할 때 사용하며, 소지 손톱 사이즈는 포인트용이나 눈썹 칠 할 때 언더라인 할 때도 사용해도 된다.

포인트 브러시로 색조를 바를 때는 자연스럽게 표현 되지만 초보자에게는 색조 가루가 떨어지고 여러 번 덧발라야 하지만, 스펀지 팁 브러시는 밀착력과 발색력이 있기 때문에 한 번에 포인트를 발라 줄 수 있다. 색조 가루가 떨어지면 손으로 털지 말고 팬 브러시나 파우더 브러시로 털어준다.

색조 눈 화장의 기본 컬러는 2컬러 (흰색, 아이보리 제외)로 해야 자연스럽다. 빠르게 심플한 화장을 원한다면 미세한 펄이 들어간 중간색 한 컬러(브라운, 산호, 핑크, 라일락, 브론즈등)만 발라도 된다.

3컬러를 바를 경우 선이 보이지 않게 면으로 해주어야 하는데 이것을 그라데이션(Gradation) 레이어드(layered-층이 있는) 레이어링(layering-모양, 색채적인 효과를 노려 겹쳐짐) 이라고 한다. 처음 화장을 시작하는 초보자는 2컬러를 사용해도 선이 생기기 때문에 선을 면으로 손가락이나 총알 브러시로 펴주어야 하며 눈 밖으로 섀도를 그려주지 않는 것이 가장 기본적인 원칙이다.

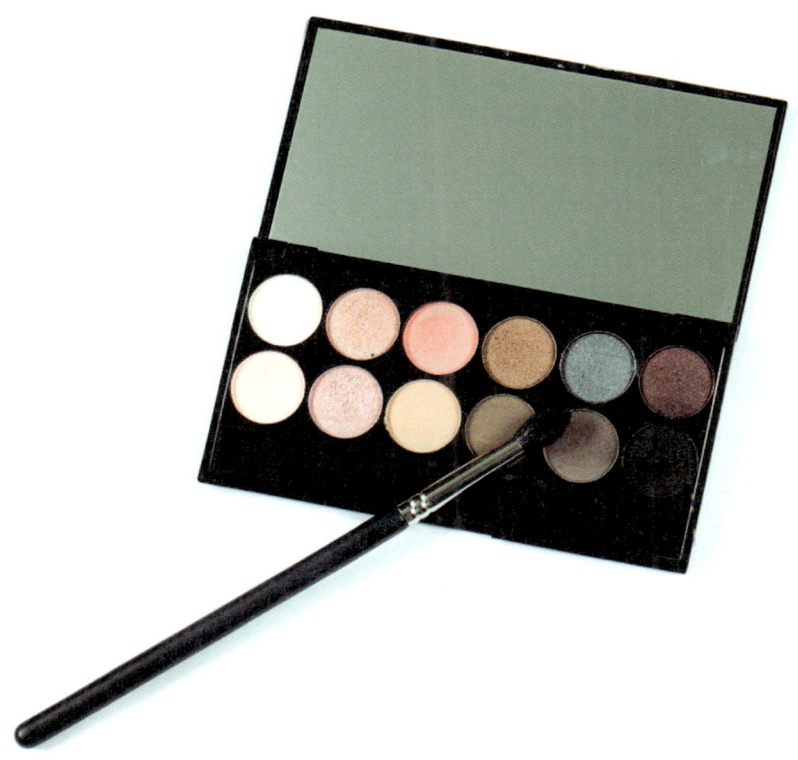

Part 2 화장 잘하는 여자

　　눈썹과 눈 사이가 넓은 사람은 하이라이트를 아이보리나 연 핑크로, 보통인 사람은 무광 아이보리로, 아주 좁은 사람은 흰색이나 아이보리에 흰색 펄을 사용하면 눈매가 넓어 보인다. 눈썹이 눈 밑으로 너무 내려가 있으면 눈매가 답답해 보이기 때문에 눈썹 위쪽에서 다듬지 말고 눈썹 밑에 부분에서 다듬고, 미세한 아이보리 펄로 전택을 확장시켜주면 된다.

　사람의 눈은 자연스럽고 솔직하게 표현하는 부분이기 때문에 눈썹과 눈이 반듯하면 그 사람도 반듯하게 보인다. 같은 톤온톤(Tone on Tone)계열로 바를 때는 진한 색부터 바르고 중간색(Main color), 눈썹위로 올라 갈수록 (Hight color)를 발라야 눈매가 깊어 보이고 입체적으로 보인다.
어떠한 색조를 하더라도 속눈썹이 난 부분이 진한 강조 색(Point color, Accent color)이다. 윤곽색(Coutour color)입체적인 색, 기본색(Base color) 피부에 어울리는 색, 입체감(light and shadow) 빛과 그림자, 언더라인 컬러(Underline color) 눈 밑 이다. 언더라인 컬러는 포인트 색조와 같은 색으로 통일 시켜야 눈도 커 보이고 눈매가 안정감 있어 보인다.
두 컬러에 자신이 생기면 세 컬러를 응용해 본다. 눈썹과, 아이라인, 립스틱은 선으로 표현하고 아이섀도, 블러셔, 음영, 하이라이트는 선이 생기지 않게 면으로 해줘야 한다. 눈과 눈 사이가 가까운 사람은 눈 꼬리를 항상 길게 빼서 아이라인을 그린다.
아이라인이 자신에게 어울리지 않고 눈이 시리고 불편하다면 생략하고 색조 화장에 신경 쓴다. 또는 색조 화장이 어울리지 않는다면 중간 톤의 베이스 컬러 한 가지만 바르고 아이라인 마스카라를 한다. 아이라인 대신 진한 섀도를 아이라인 부근에 포인트 브러시로 길게 그려주면 아이라인 효과가 있다. 색조 화장은 다양한 눈매를 만들어 주며 눈 모양의 수정과 보완을 해 줄 수 있다. 사용하지 않는 그레이, 블랙, 카키, 퍼플 등의 다크한 섀도는 스킨을 묻혀 케이크 라이너로 내추럴하게 사용한다.

## 눈과 눈 사이의 간격이 좁은 눈

눈과 눈 사이의 간격은 손가락 한 배반에서 두 배 사이가 무난하고 시원하게 보이려면 이마 위에서부터 T존 부위를 하이라이팅 해주고 눈 앞머리는 화이트 펜슬이나 누드 핑크 섀도로 밝게 칠해준다. 눈 꼬리 부분에 포인트를 준다. 눈 사이의 간격이 넓은 사람은 얼굴도 커 보이기 때문에 노즈 섀도로 음영을 주어 야무지게 해준다.

## 올라간 눈

아이라인을 일자로 길게 빼줘서 그리면 눈매가 좋아 보이고 부드러워 보인다. 짙은 스모키나 푸른색 보다는 따뜻해 보이는 라일락, 핑크, 보라, 붉은 브라운 색조가 어울리고 언더라인 삼각 존에 1/3 채워서 그려준다.

## 눈 두 덩이가 부운 사람

붉은 기가 있는 섀도나 밝은 색상은 더욱 부워 보이니 어떠한 색조를 바르던 밝은 색보다 진한 색으로 포인트를 주어 들어가 보이게 해준다. 파스텔 브라운으로 펴 발라 주고 앞머리와 꼬리부분을 중심으로 짙은 브라운, 다크 그레이로 색조 화장을 해준다.

## 눈이 튀어 나온 사람

눈 꼬리 부분을 조금 굵게 그린다. 갈색이나 산뜻한 그레이 색을 자연스럽게 발라주고, 펄이 많이 들어간 색조는 피한다.

Part 2 화장 잘하는 여자

### 양쪽 눈이 짝짝인 사람

쌍꺼풀이 없는 쪽 눈은 중간 베이스 컬러와 포인트 컬러를 조금 더 펴 바르고 쌍꺼풀이 있는 눈보다 음영감을 더해준다. 또 다른 방법은 얇은 눈 쪽에 중간 컬러를 바르고 눈을 뜬 상태에서 좌우대칭으로 포인트 색상을 그라데이션 해준다.

### 쌍꺼풀 없이 작은 눈

브러시를 가로 터치법으로 길게 빼주며 아이라인은 위의 라인과 아래 라인이 만나지 않게 열어서 그려주면 눈매도 시원하게 보인다.

### 움푹 들어간 눈

눈꺼풀에 탄력이 없어 보이고 아파 보일 수 있으니 색조화장에 적절한 수정이 필요하다. 미세한 펄이 들어간 밝은 계열의 섀도를 바르고 진한 포인트 색은 아주 소량 바르거나 생략한다.

### 눈 꼬리가 내려간 눈

인조눈썹을 2/3잘라서 끝 부분에 붙여주고 아이라인을 2cm 정도 길게 샤프하게 빼준다. 언더라인은 더 내려가 보이기 때문에 생략한다.

## 눈이 크고 눈매가 또렷한 큰 눈

색조와 아이라인을 강조하지 않거나 가늘고 섬세하게만 그려주고 언더라인은 살짝만 표현해 준다.

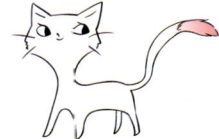

## 7. 노즈 (Nose) 화장

코는 얼굴 중앙에 있고 자기 '자신'을 상징하기 때문에 코는 반듯해야 한다. 히포크라테스는 "명궁(미간)을 밝게 펴놓지 않고 인상 쓰고 있으면 병중에 고질병으로 낫는 약이 없다."라고 했다. 낮은 코는 베이지 색의 섀도로 앞머리 눈썹과 연결하여 자연스럽게 밑으로 내려준다. 코가 짧은 사람은 미간 위에부터 코밑 인중까지 하이라이트를 해주고 음영 섀도로 코 길이 전체의 2/3정도 내려주고 콧 망울을 향해 그라데이션 해준다.

코가 긴 사람은 하이라이터를 생략 해주고 코가 옆으로 큰 사람은 코 옆의 음영을 표시나지 않게 자연스럽게 해줘야 한다. 얼굴이 밋밋하고 통통한 사람은 노즈와 하이라이트 섀딩을 적극 해줘야 한다. 코가 낮은 사람은 애교가 있고 순한 인상 이지만 일하는 사람이라면 노즈 화장을 해주는 것이 샤프하게 보인다. 코가 잘 생긴 사람은 복을 받을 길상(吉相) 이라고 한다. 코의 가로 비율은 1:2:1 이다.
양쪽 콧 망울이 작은 사람은 브러시로 하이라이트를 발라주며 너무 큰 사람은 음영으로 줄여주면 균형감 있는 코를 만들 수 있다.

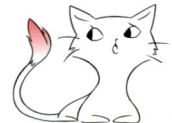

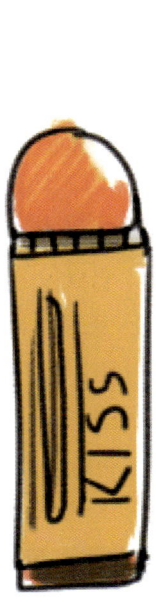
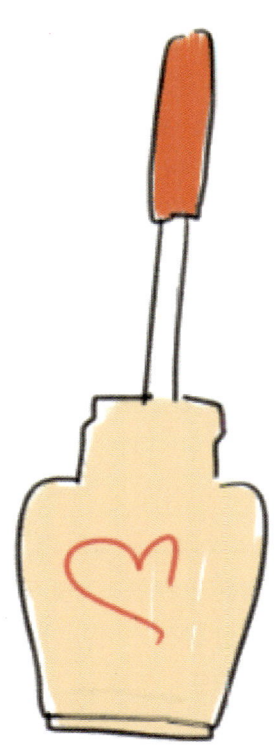

## 8. 블러셔 (Blusher)

눈 밑에서 관골(광대뼈) 까지 이어지는 가장 솟아오른 부위를 사과처럼 동그랗다고 해서 애플존 이라고 하는데 화장의 맨 마지막에 해주는 블러셔는 얼굴의 생기와 창백한 혈색을 조정해주며 입체감과 화사함을 더해준다. 블러셔는 얼굴의 표정을 읽기도 하고 동안(童顔)으로 보이는 중요한 화장이며 색조와 립스틱 음영과의 조화를 이루기도 한다. 또한 안색이 돌 듯 인상이 환해지면서 생기 있어 보인다.

립스틱을 바른 후 맨 마지막 화장에 전체 화장을 스타일링 해준다. 색조가 진하다면 블러셔를 약하게, 반대로 색조와 립스틱이 내추럴 하다면 좀 더 화사하게 해준다. 그래서 블러셔는 마지막에 얼굴의 조화와 정리를 위해 한다. 블러셔를 잘하지 못하는 사람은 생략하거나 필요 없는 화장이라고 생각하는 사람이 많은데 얼굴형을 수정 할 수 있는 중요한 부분이다.
뺨이 어둡거나 살이 없는 사람은 블러셔로 안색을 만들어 줘야 하고 다이어트나, 병, 스트레스로 살이 빠지거나 다시 붙기도 하기 때문에 몸의 컨디션이 좋지 않은 날은 블러셔를 해주어 혈색을 만들어 준다.
아이 섀도나 립 화장이 주연 이라면 블러셔는 조연이다. 브라운의 블러셔는 얼굴의 윤곽도 수정해 줄 수 있으며 여드름 피부나 붉은 피부에는 블러셔를 생략한다.
얼굴이 커서 꼭 해주고 싶다면 연 브라운으로 해줘야 한다. 얼굴이 아주 작은 사람은 얼굴이 더 작고 왜소해 보이므로 블러셔는 하지 않는다. 블러셔는 대부분 붉은 색이기 때문에 전용 브러시로 사용하고 손등이나 티슈에 농도를 조절한 후 터치해 준다. 달걀형보다 긴 장방형은 가로나 눈동자 밑에 동그랗게, 동그란 얼굴형은 사선으로 샤프하게, 사각 얼굴형은 귀에서 안쪽으로 부채꼴 모양으로 해준다.

블러셔 컬러에는 연 브라운, 산호색, 연 핑크, 오렌지색 이다. 핑크 계열은 귀엽고 여성스럽다. 얼굴이 둥근형은 갸름해 보이도록 입 꼬리를 향하여, 역삼각형은 코끝으로, 사각형은 턱 끝을 향하여, 마름모형은 볼 뼈를 중심으로 블러셔를 해준다. 오렌지 계열은 신선하고 생동감 있는 발랄한 이미지와 에너지 있는 스포츠, 여행 할 때 어울린다. 브라운 계열 도시적이고 세련되고 차분한 이미지에 어울리고 블러셔를 너무 과하게 하면 화장 전체가 촌스러워지니 너무 인위적이지 않게 해줘야 한다. 브러시는 섀딩 브러시보다 작은 사이즈로 한다.

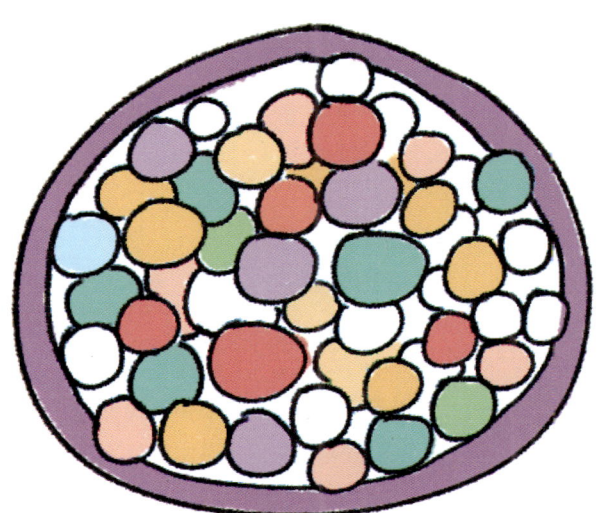

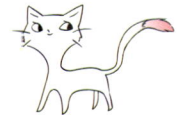

# 화장 잘하는 여자   Part 3

## 20가지 메이크업 다이어리

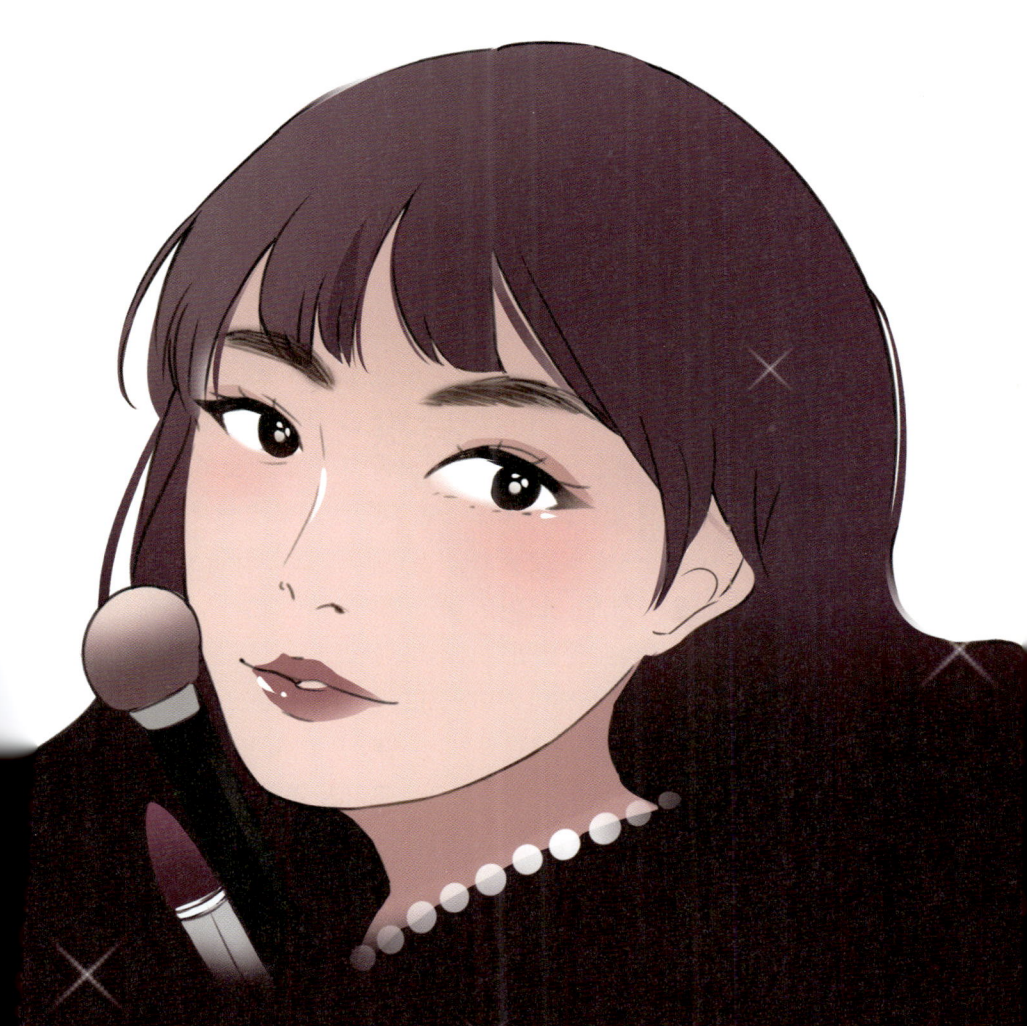

Part 3

> **20가지 메이크업 다이어리**

## 1. 눈썹 (Eyebrow) 화장

- 눈썹 화장만 잘해도 스마트해 보인다.
- 눈썹은 얼굴의 70% 인상을 결정하는 부위이다.

　얼굴형에 어울리지 않는 눈썹 화장은 보는 사람이 어색한 인상을 준다. 눈썹을 인상학에서는 얼굴의 지붕과 구름에 비유하기도 하는데 눈썹이 엉클어지고 반듯하지 못하면 사람의 기분도 바람과 비와 추위와 더위의 날씨처럼 기분도 그러해 진다. 눈썹은 약간의 변화를 주어도 얼굴 이미지가 바뀔 수 있다. 눈썹을 얇고 가늘고 길게 그리면 나이 들어 보이고 얼굴도 커 보인다. 눈썹이 너무 밑으로 처져 있으면 우울하고 슬픈 인상을 준다. ==눈 주위는 어둡지 않아야 하며 보는 사람이 포근하고 편안해야 한다.== 눈이 작은 사람이 눈썹을 두껍게 그리면 눈이 아주 작아 보이고, 눈썹을 단정하게 다듬지 않으면 스마트해 보이지 않는다. 눈썹과 눈꺼풀의 간격이 넓으면 피곤해 보이고, 일자 눈썹이 자연스럽고 활동적으로 보이지만, 장방형이나 삼각형, 달걀형에 잘 어울린다. 각진 얼굴은 아치형으로 부드러운 이미지로, 동그란 얼굴에는 약간 상승형으로 그리면 갸름해 보이고, 눈썹 산이 없으면 얼굴이 더 커 보인다.

　역삼각형 얼굴형은 커브 아치형으로 그려주면 부드럽게 보인다. 눈썹과 눈썹 사이 미간은 손가락 한 배 반에서 두 배가 이상적이고 안정적으로 보인다. 눈썹과 눈썹이 너무 좁은 사람은 앞머리를 조금 깎아 주고, 너무 먼 사람은 연한 매트 한 갈색 펜슬이나 에보니 펜슬로 안쪽으로 가이 드라인 해주어 브라운 섀도로 자연스럽게 칠해 준다.
양쪽 눈썹은 모두 조금씩 틀리기 때문에 너무 똑같이 그리려고 스트레스 받거나 어려워하지 말고 멀리서 큰 거울을 보고 자연스러워 보이면 된다.

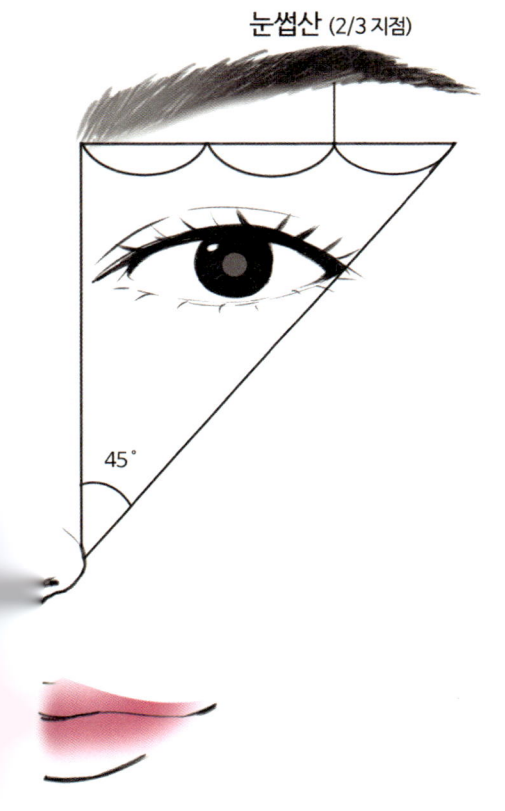

에보니 펜슬로 먼저 형태를 그리고 눈썹가위나 칼로 다듬거나 깎아서 대칭으로 맞춰줘야 하며, 눈썹이 상하로 엇갈리고 엉켜 있는 사람은 눈썹 앞머리 미두부분에서 눈썹꼬리 부분으로 가지런하게 정리해야 한다.

이마와 눈과 크 사이즈에 맞게 눈썹의 길이, 두께, 컬러, 명암을 4가지로 그려준다. 유분 있는 눈썹 펜슬로 그리면 지워지거나 인위적으로 보이기 때문에 섀도타입이 가장 자연스러운 눈썹표현을 할 수 있다. 눈썹 숱이 적거나 엷지 않게 눈썹 끝을 가지런하게 그려야 하고 눈썹의 길이는 눈 사이즈보다 처지지 않게 약간 길게 그려야 좋다. 일자눈썹 보다 일자형에서 약간 곡선형으로 조금 도톰하게 그려야 인상이 포근해 보인다.

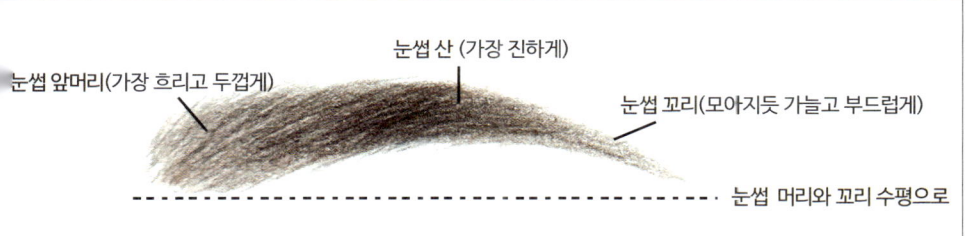

# Part 3

눈과 코가 큰 사람이 눈썹의 길이와 두께를 생각하지 않고 얇게 그려주면 눈과 코가 더욱 튀어나와 보이고, 눈과 코가 작은 사람이 도톰한 일자 눈썹이 아무리 대세라 하지만 눈과 코와의 조화가 필요하다. 눈썹 중간이 끊어졌거나 숱이 없고 짧은 사람은 반드시 반영구 문신을 하거나 매일 그려서라도 눈썹 모양을 만들어 주는 것이 좋다.
인상이 날카롭거나 차가워 보이는 사람도 눈썹 화장만 잘하면 얼굴의 부드러운 변화가 생긴다.

미국 공과대학교 연구팀이 재미있는 실험을 했다고 한다. 익숙한 사람의 얼굴 사진에서 눈이나 눈썹을 지운 다음 '누군지 알아보겠느냐'고 피실험자들에게 물었다. 그 결과 눈썹을 지웠을 때 인물을 알아보는 것이 더욱 어렵다는 사실이 확인됐다. 눈썹은 심플하지만 눈썹 안에 숨겨진 심오하고 철학적인 의미를 갖고 있다.
눈썹 정리를 하거나 6개월에서 몇 년 정도 지속되는 반영구 화장을 할 경우에 자신의 얼굴형에 맞게 참고하여 해줘야 한다. 눈썹의 기본은 본인 이미지와 얼굴형에 맞는 모양을 찾는 것이다.

눈썹은 얼굴의 틀이라고 하는데, 좋은 얼굴(그림)이 눈썹(액자)과 그림이 맞지 않는다면 얼굴이 조화롭게 보이지 않는다. 눈썹은 땀이나 먼지로부터 눈을 보호하기도 하고 머리카락보다 자랄 수 있는 속도는 50% 이기 때문에 한 올 한 올 정성스럽게 다듬고 소중하게 관리해야 한다.
눈썹 길이를 3등분으로 하여 앞머리 미두부분 1/3은 넓고 흐려야 인상이 편해 보인다. 2/3지점 높은 곳을 눈썹 산이라고 하며 이 부분은 가장 진하게 해줘야 한다. 눈썹 앞 머리와 눈썹 꼬리 부분은 수평이 맞아야 한다. 눈썹 앞머리의 시작점은 콧망울에 수직이며 눈썹의 끝은 콧 망울을 지나 45도 지나는 지점이다. 눈썹 위치와 모양 아래, 위, 눈꺼풀, 피부, 주름등에 따라 피곤함, 행복, 놀람, 화남, 슬픔, 혐오, 두려움 등의 7 가지 감성 표현이 드러나 있다는 연구 결과도 나왔다. 얼굴은 모든 부분이 그대로 드러나기 때문에 어느 한 부분이라도 소홀히 해서는 안 된다.

   독일의 비평가이자 시인인 겔더는 "활 모양의 눈썹은 평화의 무지개이다. 왜냐하면 만약 그 사람이 기분이 나빠져서 눈썹을 직선으로 만들면 폭풍이 일어나기 때문" 이라고 말했다. 눈썹은 기쁠 때 위로 움직이고 슬플 때는 아래도 움직인다. 그래서 프로 아티스트는 눈썹의 중요성을 너무 잘 알고 있기 때문에 눈썹을 그릴 때 아무렇게나 화장해 주지 않는다. 인상학에서는 "눈썹이 잘생긴 사람은 대인관계가 원만해서 귀신도 돕는다" 는 말을 할 정도로 인덕이 좋다고 한다. 짙은 브라운색은 세련되어 보이고 야무져 보이고, 내추럴 브라운은 초보자에게 가장 좋은 색상이며 머리를 밝게 염색했거나 탈색한 사람에게 어울린다. 회색빛은 머리가 검은색이 거나 얼굴이 밋밋하고 큰 사람에게 적당하다. 갈색은 눈썹문신을 한 눈썹에 해주어야 문신한 표시가 나지 않으며, 와인 빛은 붉은 색으로 염색한 머리나 투톤(Two-tone) 염색에 와인빛 색조 화장시 연출해 본다.

눈썹을 짝짝이로 그리지 않으려면 한쪽을 먼저 완성하지 달고 양쪽 눈썹을 1cm씩 안에서 밖으로 눈썹의 길이, 눈썹 산 높이, 방향을 양쪽 대칭으로 그린 후 눈썹 산을 약간 올릴 경우는(얼굴이 동그란 사람) 눈동자 끝 부분에서 올려 그려준다. 눈썹 앞 머리는 검지 손가락 이나 면봉, 부드러운 노즈 브러시로 그라데이션 해준다. 사진을 찍을 때는 흐린 갈색으로 그리면 눈썹이 흐리게 나오므로 진한 회갈색 펜슬로 그려준다. 이마가 좁은 사람은 눈썹 위에서 잔털을 깎아주고, 눈매가 좁은 사람은 눈썹 밑에서 정리 해준다. 눈썹 그릴 때 필요한 브러시는 모가 짧은 눈썹 브러시, 눈썹이 진해지거나 빗어 줄 때 사용하는 스크루 브러시,에보니 펜슬, 갈색 섀도이다.

   성공을 위해 성장(盛裝, 잘 차려 입음)한다. 이미지가 중요하다. 사람들은 밖으로 드러나는 방식에 따라 당신을 판단한다. -브라이언 트레이시-

Part 3

## 20가지 메이크업 다이어리

## 2. 내추럴 메이크업

화가의 손에 그려진 캔버스안의 수 십 컬러의 물감으로 물들여진 풍경, 인물, 정물 그림들은 개성 있는 작품이 되지만 얼굴에는 무대 화장이 아닌 이상 많은 색을 제한해야 한다. 좁은 방에 가구가 많으면 방이 좁아 보이듯, 좁은 얼굴에 너무 많은 색을 넣으면 얼굴이 지저분해 보인다. 한 두 가지(무채색 제외) 컬러로 화장을 한다. 누드 메이크업, 생얼 메이크업, 투명 화장, 리얼 스킨 메이크업 등이 내추럴에 속하는데, 매일 화장하기 귀찮고 싫은 사람도 내추럴 화장만큼은 제대로 잘 익혀야 한다.

세련된 내추럴 화장이란, 1)절제와 여백으로 몇 가지 색감으로 화장을 진하게 하지 않았는데 2)눈이 더욱 아름다워 보이거나 3)페이스 라인이 작아졌다거나 4)얼굴 표정이 풍부하고 5)생기 있게 변해진다는 것이다. 똑 같은 내추럴 화장을 했는데 누구는 생기 있어 보이고 누구는 아파 보이는가, 이것이 내추럴 화장의 관건이다. 내추럴 화장은 가장 만만하고 쉬우면서도 어려운 화장이다. 앞으로도 화장은 더 가볍게 리얼 스킨처럼, 색조는 점점 단순하게 피부는 매끄럽고 빛이 나는 피부화장이 계속 될 것이다. 예전이나 앞으로도 영원불변 할 '내추럴 메이크업' 모든 화장을 다했는데 마치 아무것도 바르지 않은 것처럼 화장 하는 것이다.

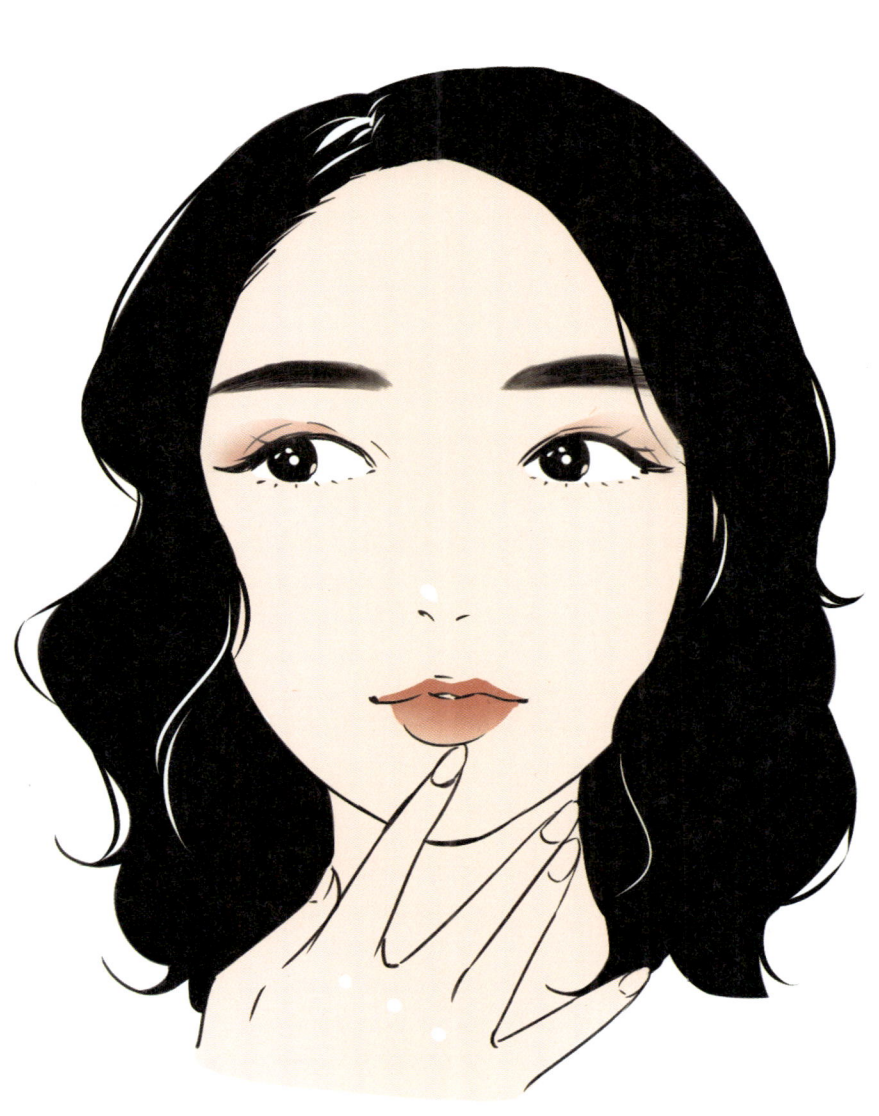

# Part 3

    첫 번째로 자신의 피부에 맞는 파운데이션을 찾아야 한다. 파운데이션 베이스 화장만 잘 되어 있으면 하루 종일 화장이 뜨지 않고 빛바랜 장미 빛 립스틱 한 개만 바르고 자신 있게 외출 할 수 있게 된다. 내추럴 화장은 평생 많이 해야 하는 화장이므로 파운데이션 선택을 잘 해야한다. 베이스 메이크업은 두껍지 않고 깨끗하게 해주는 것이 중요하다. 창백하고 혈색이 없는 피부에는 핑크빛이 도는 파운데이션을 선택해야 한다. 립스틱 컬러도 핑크 계열이나 오렌지 계열은 피부의 칙칙함을 잡아준다. 베이지색과 브라운 계열은 붉은 피부에 자연스럽다.

    다크 서클과 미세한 잡티는 컨실러로 커버한 후 파우더 브러시로 얼굴에 가볍게 파우더링(피부가 건조하다면 전체 바르지 말고 T존 부분만 발라준다.)한다. 파우더를 자유롭게 잘 사용하면 하루 종일 화장이 들뜨지 않고 깨끗하게 유지된다. 에보니 펜슬과 브라운 섀도로 눈썹 중간(진하게)부터 끝(모아지 듯)으로 칠해 준다.

    음영 팩트로 헤어라인에서 귀 안쪽으로 귀밑에서 턱 라인까지 크게 3자로 크게 터치해 주면 페이스 라인이 작아 보인다. 눈썹 앞머리는 연한 베이지색으로 코 벽까지 자연스럽게 칠해주고, 아이보리 섀도를 눈 두 덩이에 바른다. 연한 펄 산호색이나 핑크 베이지로 아몬드 모양이나 반달 모양으로 쌍꺼풀 부위에 펴 발라 준다. 갈색 아이라이너를 그려준다. 립스틱은 핑크베이지로 발라준다.

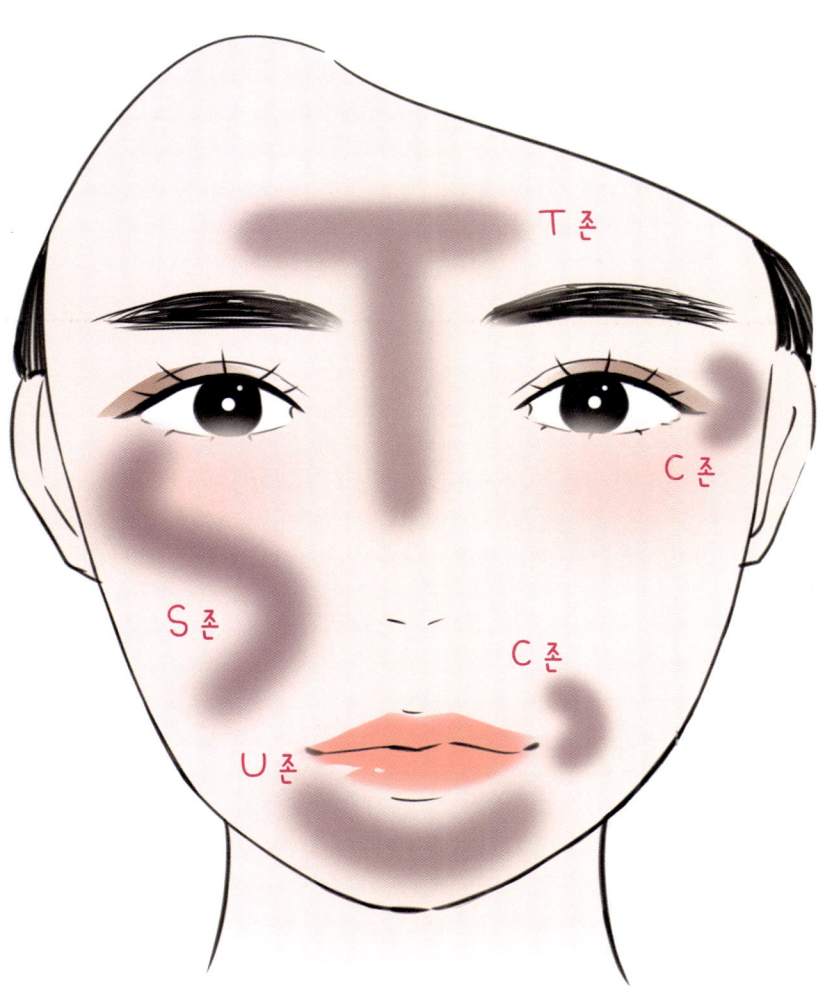

Part 3

**20가지 메이크업 다이어리**

## 3. 첫인상이 좋아 보이는 메이크업

메라비안(Mehrabin)의 법칙은 얼굴 표정으로 전달되는 정보량은 언어적 요소가 7%, 청각적 요소는 38%, 시각적인 이미지가 55% 영향을 미친다는 것이다. 미팅, 고객과의 대면, 마케팅, 프레젠테이션, 인터뷰, 면접 인성 교육 등에 많이 참조하는 이론이다. 앨버트 메라비언(Albert Mehrabian)이 1971년 펴낸 『침묵의 메시지(Silent Message)』에서 제시한 개념으로 7-38-55법칙 이라고도 한다.

첫 인상이 좋은 사람은 커피라도 한잔 그냥 뽑아주고 싶다 하지 않았는가. 옛 속담에 "좋은 첫 인상을 줄 기회는 두 번 오지 않는다" 라는 말이 있다. 첫인상의 3가지 느낌은 신뢰감, 자신감, 친근감이다. 상대방에게 이 3가지의 느낌을 전달하게 하는 것은 자신의 몫이다. 첫인상이 좋은 사람은 대부분 자신의 실제 주민등록증 나이보다 훨씬 젊어 보인다. 우리는 살아가면서 얼마나 많은 사람들을 처음 만나는가. 그 첫 만남의 인연으로 친구가 되기도 하고 연인이 되기도 하고 비즈니스 파트너가 되기도 하고 평생 배우자가 되기도 한다. 맨 얼굴로 다니든, 화장을 하든 개인적인 취향이지만 여성들의 얼굴은 첫 인상과 좋은 표정을 주는 얼굴의 옷차림이라 말할 수 있다.

눈매가 좁거나 움푹 들어간 사람은 연 핑크색 오렌지나 산호색 등으로 나와 보이게 색조를 해주고 반대로 눈이 부어 보이거나 눈 두 덩이에 지방이 있는 사람은 다크 한 색인 그레이, 딥 퍼플, 네이비, 카키, 버건디, 와인색 등으로 눈이 들어가 보이게 화장해 준다.

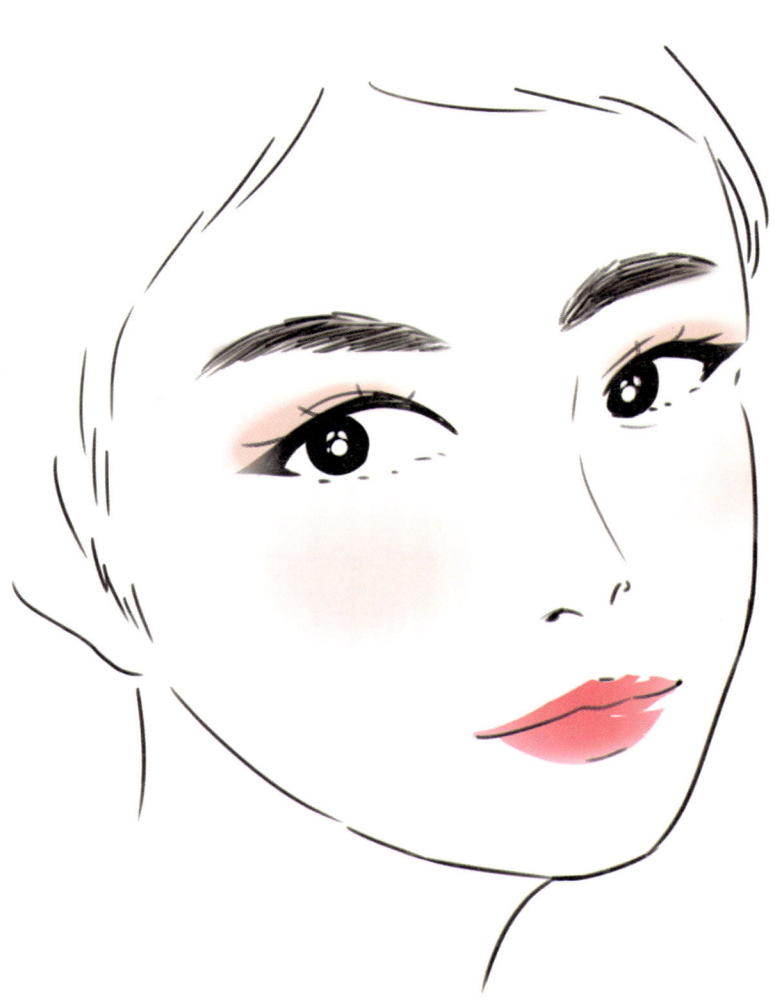

Part 3

첫 인상에서 가장 중요한 눈썹과 눈 화장은 신뢰의 상징이다. 남자이든 여자이든 잘생긴 눈썹은 얼굴 인상의 중요한 부분이다. 눈썹이 손질이 안 된 눈썹이나 너무 흐린 눈썹은 야무져 보이지 않고 자신감도 없어 보인다. 에보니 펜슬로 메우듯 스케치하며 그려주고 갈색 섀도로 자연스럽게 발라 준다. 커다란 눈과 맑은 눈은 대인관계에 좋은 영향을 주기 때문에 색조는 하지 않더라도 눈이 밝고 커보이도록 흰색 섀도나 아이보리 색으로 전체 자연스럽게 바르고 아이라인과 마스카라를 해준다. 립스틱은 산뜻한 색으로 색조 화장과 조화를 이루어야 한다. 얼굴 안에 자신의 단점인 부분도 자신 있게 개성으로 만든다.

얼굴에는 80개의 근육이 있는데 좋은 인상을 위하여 근육과 피부를 탄력 있게 만드는 것이 웃음이고 평소 잘 웃지 않는 사람은 매일 거울을 보고 활짝 웃는 연습을 많이 해야 한다. 웃는 얼굴이 첫 번째 마음화장이고 화장품보다 더 좋은 효과가 나타나며 친근한 인상을 만드는 것이다.
화장을 한 상태에서도 서로에게 좋은 기운을 주고받기 때문에 화장도 인상학에선 매우 중요하다. 입은 마음의 문이다. 세일즈업, 자영업, 서비스 업종에 일하는 사람은 처음 만나는 고객, 손님들에게 친절한 말씨와 신뢰할 수 있는 첫 인상을 만드는 것이 중요하며 첫인상으로 스스로 존재 가치가 높은 아우라를 전달하라.

첫인상에 좌우되지 말라, 거짓은 늘 앞서 오는 법이고 진실은 뒤따르는 법이다.　　　　　　　-벨타사르 그라시안-

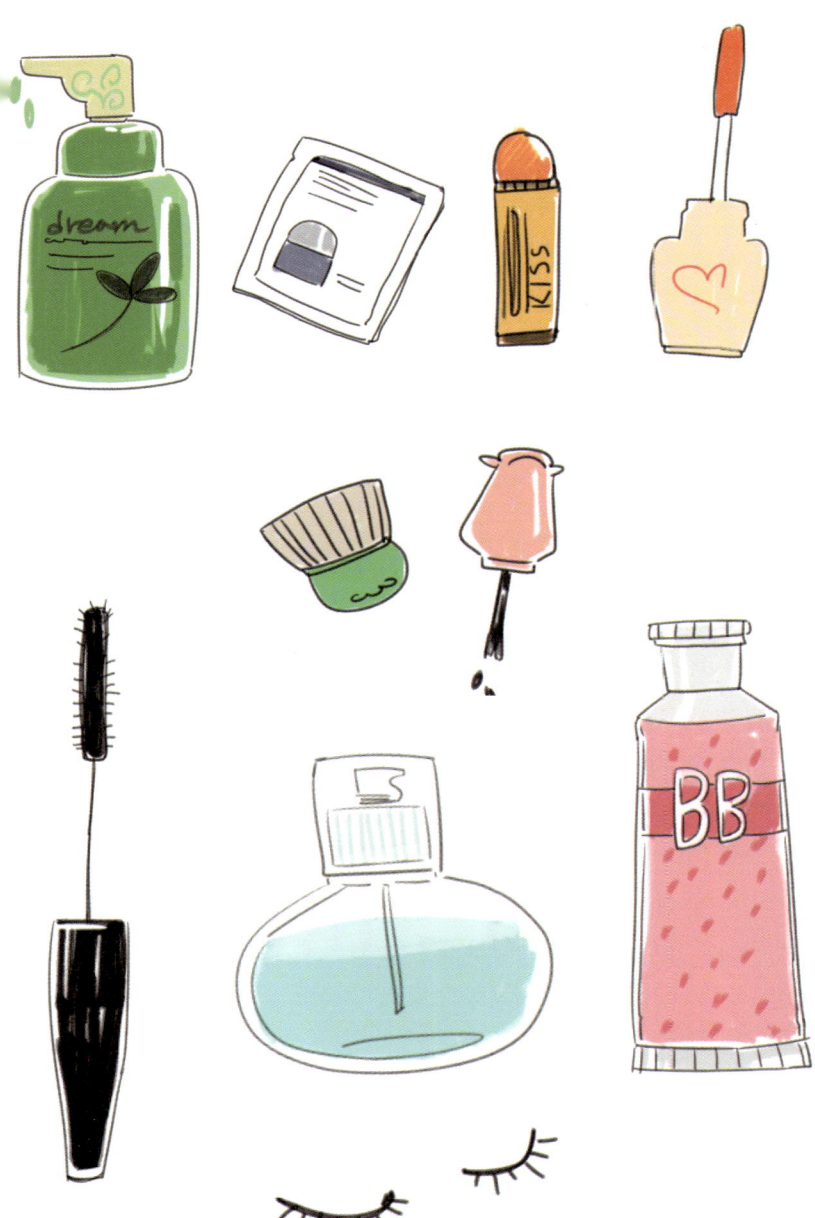

Part 3

**20가지 메이크업 다이어리**

# 4. 원 톤 메이크업 (One tone Make-up)

아름다워지고 싶은 여성들의 욕구는 끊임이 없지만 정작 자신에게 맞는 메이크업을 찾아야 자신감이 생긴다. 화장하기 귀찮고, 어렵고, 바쁜 출근 시간에 시간이 많지 않다면 얼굴에 여러 가지 색을 넣어 해주는 것이 아닌, 한 가지 색상으로 밝음과 흐림의 명암을 넣어 ==아이섀도와 립스틱, 블러셔를 원 톤으로 통일== 하는 것이다. ==색상은 연 핑크, 산호, 오렌지, 브라운 등이다==. 또는 색조를 생략하고 요즘 유행하는 핑크, 레드 컬러로 립 메이크업에 포인트를 준다. 매일 출근하는 직장인 여성들에서 화장 시간도 절약될 뿐 아니라 젊고 여성스럽게 보이며 눈이 예쁜 사람은 눈에 좀 더 포인트를, 입술이 예쁜 사람은 립스틱 컬러에 포인트를 주어 발라준다.

데일리 메일(daily mail) 신문에 따르면 전문가들은 '자신의 얼굴을 배치하면 몇 초 만에 메이크업을 완성할 수 있는 지능형 화장품이 나올 것으로 예상 했다' 며 버튼 하나로 메이크업이 완성되는 시대가 온다고 설명했다. 특히 현재 메이크업 케이스는 점점 커지고 있지만 미래는 단일 색상과 단일 크림으로 메이크업을 완성할 수 있을 것으로 예상했다. 미래학자 이안 피어슨 박사는 '젊은 과학자, 기술자, 엔지니어, 수학자들은 이러한 기술의 진보에 관심이 많다'며 '미래 메이크업은 몇 초 만에 완성 되지만 보기에는 마치 한 시간 이상을 투자한 것처럼 보일 것'이라고 설명했다.

아이 섀도 다음으로 얼굴 전체의 이미지와 분위기를 좌우하는 립 메이크업 이다. 입술은 기력과 매일 말을 하는 문이기 때문에 말을 하지 않을 때는 자연스럽게 다물어야 한다. 윗입술과 아랫입술 사이의 비율은 자신의 입술 사이즈 눈과 코의 균형을 살피어 ==1:1.5배 정도로 아랫입술을 조==

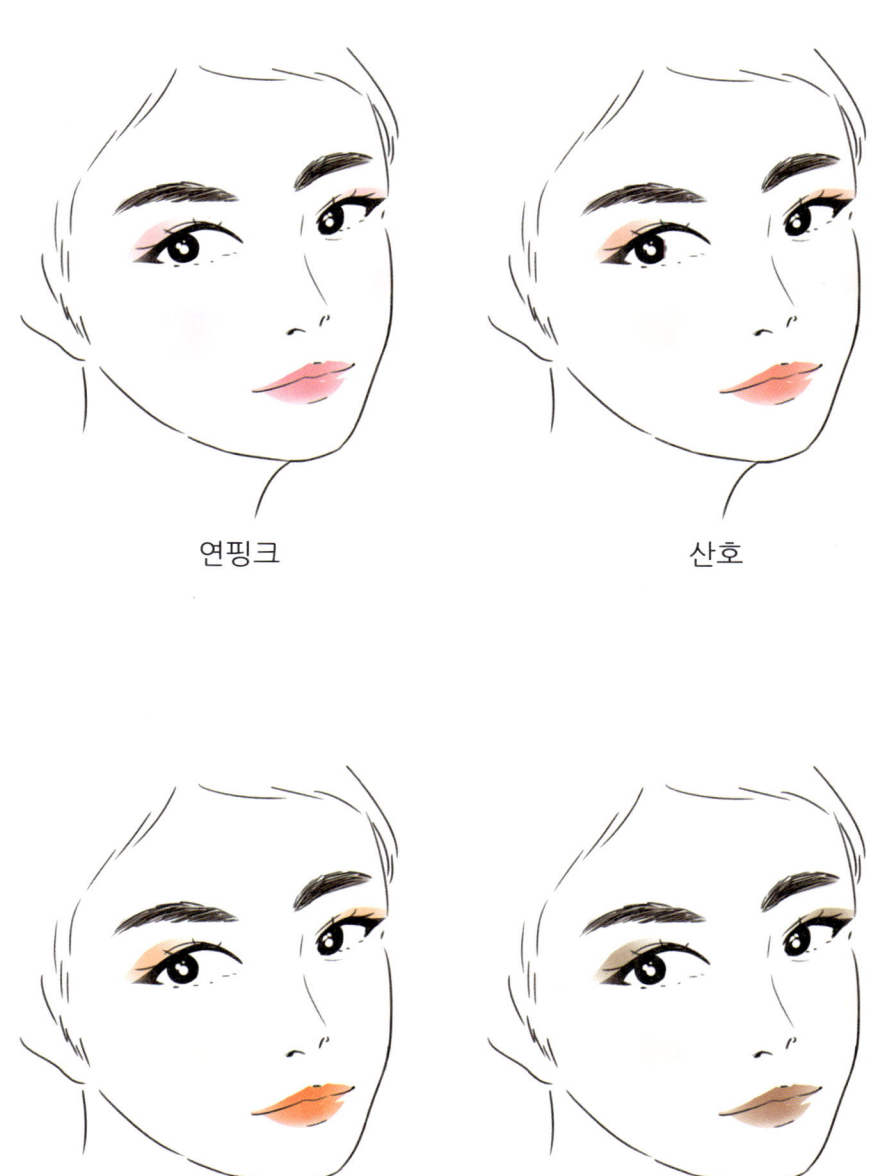

# Part 3

==금 볼륨 있게 그려주면 된다.== 윗입술이 뾰족한 사람과 아랫입술보다 큰 사람은 컨실러로 발라주고 둥그렇게 그려주어 윗입술의 균형을 잡아준다. 입 꼬리가 아래도 처진 입술은 입 꼬리(구각)쪽으로 산뜻하게 립 브러시로 올려준다. 눈썹, 눈, 코, 입술이 작거나 예쁘지 않더라도 반드시 균형 있는 화장이 필요하다.

파티나 특별한 모임을 갈 때 일상의 변화를 주고 싶을 때 에너지를 끌어내듯 섹시하고도 말끔한 레드 립스틱을 바르자. 내추럴 메이크업과 함께 레드 립 메이크업은 유행 없이 영원불변의 화장으로 산뜻하게 해준다. 립스틱을 바르는 순간 얼굴이 환해지고 기분이 좋아졌다면 나의 컬러를 찾은 것이다. ==립스틱은 예쁜 색으로 구입하지 말고 자신에게 어울리는 색으로 선택한다.== 입술은 모양보다 생기를 넣어 주어야 한다. 건조해지지 않게 각질이 있을 때는 립 밤이나 아주 소량의 바셀린을 발라주어 촉촉함을 유지한다.

아이섀도와 블러셔는 생략 하거나 과하지 않게 하는 것이 정석이다. 얼굴선이 선명해 보이고 붉은 립스틱이 어울리는 사람은 매력적으로 보인다. 또한 잡티가 보이지 않게 컨실러로 잘 커버한 피부표현이 중요하다. 레드 색과 가장 안전하고 편안하게 어울리는 색조는 연한 갈색이다. 쌍꺼풀 라인에 갈색으로 베이스 정도만 발라준다. 각이 있고 얼굴이 크다면 섀딩 브러시로 연한 갈색으로 볼과 턱 부분에 살짝 음영을 준다. 펄 파우더나 울긋불긋한 블러셔 번쩍 거리는 쉬머 등 광택 나는 것은 바르지 않는다. 처음 레드 립스틱을 바르는 사람은 립 브러시로 칼 같이 라인을 먼저 그리지 말고 손가락으로 레드 색을 입술 안쪽으로 1/3만 바르고 입술 라인은 흐리게 해주면 부담스럽지 않다. 레드 립스틱은 단 몇 초 안에 얼굴에 생기를 주는 반전의 색이다. 구각이 살짝 위로 올라간 멋지고 예쁜 입술을 천상의 달을 향하고 쳐다보는 형상이라 하여 앙월구(仰月口) 라고 한다. 입술위에 인중은 선명하고 밝을수록 좋으니 하이라이트를 해준다. 피부에 주름과 잡티가 많다면 립 메이크업 한 군데 포인트를 주어 시선을 피부에 가지 않게 한다. 자신에게 어울리지 않는 립스틱 색깔 때문에 나이 들어 보일 수 있으니 가장 잘 돋보이는 립스틱을 바르도록 하자.

입술은 피부가 아니고 점막으로 되어 있다. 피부에 착색 되었다고 생각하면 된다. 립스틱은 오일 왁스 성분이기 때문에 뚜껑을 닫고 서늘한 곳에 보관한다. 민감한 입술이고 매일 먹는 밥이나 커피 음료 등을 마시면서 입안으로 들어갈 수 있으니 립스틱 구입한 날짜를 적어놓고 바르지 않는 오랜 된 립스틱은 버린다. 입술은 깨끗하게 화장을 하고 좋은 기를 받게 되면 좋은 말이 나오게 된다. 립 화장은 옆으로 조금 길게 그려야 인상이 산뜻해 보인다. 립스틱은 개봉 전 유통기간은 서늘한 곳 보관한 경우 2년 6개월 정도 개봉 후 유효기간은(립글로스는 개봉 전 1년 정도, 개봉 후 6개월 정도)1년 6개월에서 2년 안이다.

이 색이 하는 작용은 자연처럼 유일하다. 또한 매혹적이다.
여기에는 최고의 에너지가 존재한다. 강한 힘이 숨어 있기에
건강한 사람 눈을 더욱 끄는 것이다      -괴테-

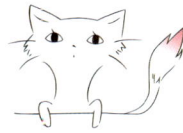

Part 3

**20가지 메이크업 다이어리**

## 5. 봄 메이크업 (Spring Make-up)

　봄에는 산뜻하고 화사한 느낌의 파스텔 그린, 청록색, 오렌지, 아이보리, 산호, 민트, 밝은 회색, 핑크 등이다. 핑크빛은 마음을 편안하게 해주며 포근한 감정을 끌어내어주고 고독감을 완화시켜주며 본능적으로 따스함으로 다가오는 색상이다. 얼굴의 혈색을 주고 싶다면 연 핑크색 블러셔로 투명하고 가볍게 얼굴 전체를 발라준다. 녹색은 긴장과 스트레스를 완화시켜주며 신경이 예민한 사람과 피로감을 자주 느끼는 사람은 봄 메이크업을 활용해 보자. 이렇듯 색채치료(컬러테라피)는 우리 일상의 보조적인 색으로 심리적으로 도움을 주기도 한다. 밝은 색 파운데이션으로 깨끗하게 베이스를 해주고 브러시로 미세한 펄이 들어간 팩트로 T존, 눈썹 뼈, 턱 끝, 눈 밑을 쓸어주듯 발라준다.

　민트, 핑크, 오묘한 하늘색, 그린색 등을 반달 모양으로 1/2 정도 발라준다. 속눈썹 있는 부분은 눈 중앙보다 한 두 톤은 진해야 한다. 하이라이트는 화이트 보다 아이보리, 상아색이 따뜻해 보인다. 아이라인은 부드러운 회색 펜슬로 도톰하게 그려주고 화이트 펜슬로 점막부분에 칠해주어 눈이 맑고 커보이도록 상큼하게 해준다. 블러셔는 핑크로 동그랗게 화사하게 해준다. 봄에 많이 입는 파스텔 니트에는 포근해 보이고 따뜻하게 화장을 해준다.

립 컬러는 밝은 핑크, 코랄 핑크, 오렌지, 산호, 핑크, 누드계열 등이다.

　　　　얼굴은 정신의 문으로, 그 초상이 된다.　　-키케로-

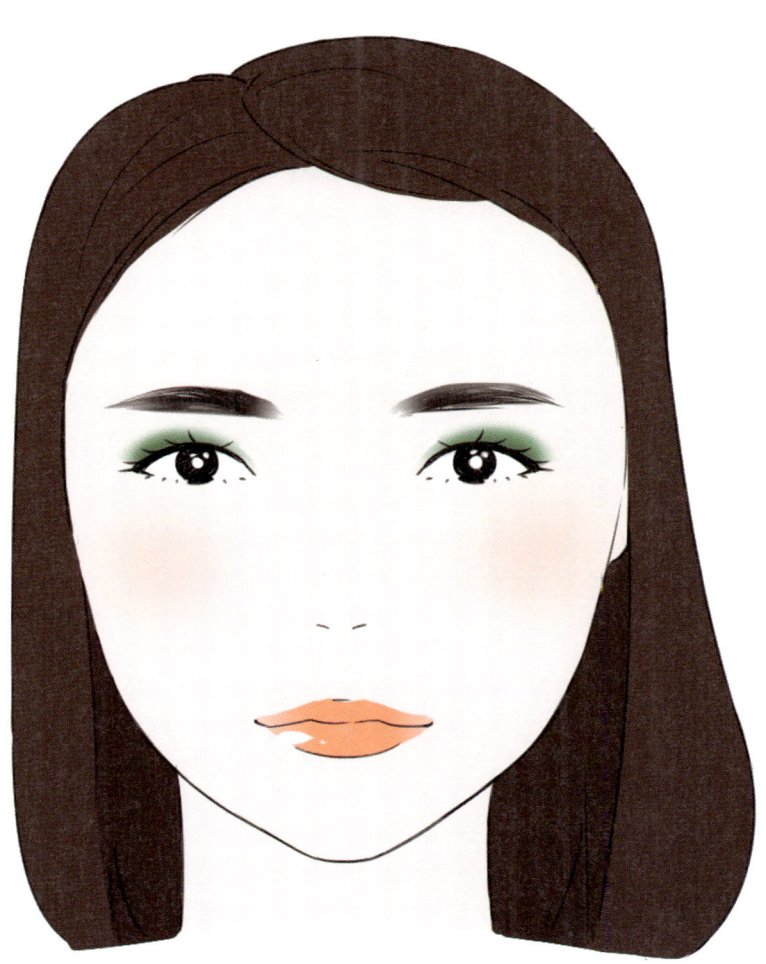

Part 3

> **20가지 메이크업 다이어리**

## 6. 여름 메이크업 (Summer Make-up)

햇볕에 살짝 그을린 듯 한 구리 빛 건강한 느낌의 태닝 메이크업 이다. 골드 빛과 브론즈로 럭셔리하고 자연스러운 아이 메이크업이 포인트이기 때문에 전체적으로 촉촉한 분위기로 파운데이션만 해주거나 한 여름에 할 때는 브론징 파우더, 팩트로 마무리 한다.

섀도 베이스 컬러는 연한 골드, 베이지색 펄, 아이보리 등을 바르고 브론즈 색을 스머지 하게 바른다. 언더라인은 골드나 브라운 펜슬로 그려준다. 갈색 계열은 동양인의 피부색과 자연스럽게 어울린다. 언더라인에 검은색 문신을 한 사람은 갈색 펜슬이나 갈색 섀도로 덮어준다. 블러셔는 산호색, 밝은 갈색, 골드 빛이 들어간 브라운 계열로, 립스틱은 산호색, 베이지색, 누드 색, 밝은 핑크, 브라운 등이다.

여름 메이크업의 트렌드 중 하나는 눈 두 덩이에 펄 섀도를 발라주고 눈꼬리를 블루 라이너로 길게 빼주어 힘차고 시원한 느낌을 주는 것이다. 또한 스머지(smudge, 자국, 얼룩, 선명하지 않은, 번지게 하다의 뜻) 컬러는 브라운, 실버, 골드, 딥 블루 정도로 압축된다. 아이섀도를 번지듯이 아이 홀 부분까지 연출해 음영감을 살리는 것으로 선적인 느낌이 아닌 뭉개듯이 번지듯 한 화장이다. 크레용타입의 크림펜슬이나 손가락으로 아이 홀 전체를 과감하게 원 컬러로 번지듯 채워준다. 블루색은 과도한 긴장이나 스트레스를 해소해주는 효과가 있는 색채 이므로 눈매가 포인트이기 때문에 립스틱과 블러셔는 차분한 색으로 마무리 한다. 여름에 많이 하는 색조는 화이트, 실버, 블루계열, 파스텔, 바이올렛, 브론즈 등이다.

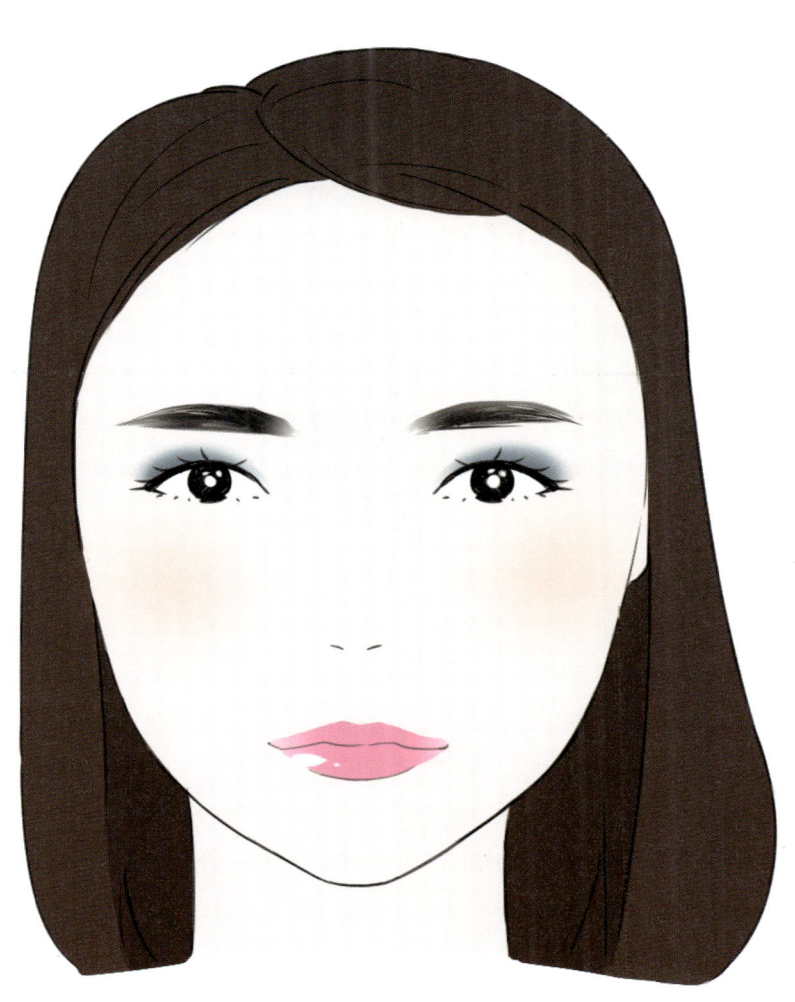

미(美)는 분노의 감정을 달랠 수 있다. -괴테-

Part 3

## 20가지 메이크업 다이어리

# 7. 가을 메이크업 (Fall Make-up)

피지 분비량이 많은 여름이 끝나고 선선한 가을에는 피부에 건조해지기 때문에 식물성 오일과 수분이 들어간 제품을 활용하여 피부를 촉촉하게 만들어 준다. 계절이 바뀔 때 마다 어떤 화장이 유행을 할까 알아보기도 하고 여행에 대한 꿈도 갖게 되는 계절이다. 2016년 가을 유행 메이크업은 여전히 매끈한 피부 표현과 한층 깊은 컬러와 짙은 눈썹, 인위적이지 않은 다크 한 레드, 와인 빛 립스틱이다. 유행은 흐름에 맞게 참고만하고 내 얼굴의 스타일에 맞게 노멀 하고 단정하게 화장해 준다. 여행 중에 가장 빠른 화장은

1) 자외선 차단제를 바르고 파운데이션을 생략하고 컨실러 로 잡티와 다크 서클만 정리만 해줘도 얼굴이 깔끔하게 보인다.
2) 부드러운 갈색 펜슬로 눈썹과 노즈, 아이라인까지 펜슬 하나로 3가지를 스피드하게 해준다. 컨실러와 갈색 펜슬만 잘 활용하면 평소에도 내추럴 한 센스 메이크업을 연출 할 수 있다.
3) 자외선 차단제- 파우더- 립글로스 정도로 간단하게 한다. 가장 베이직 한 가을 색은 그레이, 카키, 와인, 브라운, 쿠퍼, 남색, 청록색, 연어 색, 브라운레드, 다크 오렌지, 베이지, 딥 블루, 올리브 그린, 골드 등의 온화하면서 분위기 있는 색이다.

블랙 라이너는 기본적인 색이지만 갈색, 카키, 네이비, 퍼플 등의 케이크 라이너로 색조와 연출해 본다.

여행은 서서하는 독서이고, 독서는 앉아서 하는 여행이다.
여행은 가슴 떨릴 때 해야지 다리 떨릴 때 해서는 안 된다.

-명언 속 명언 중-

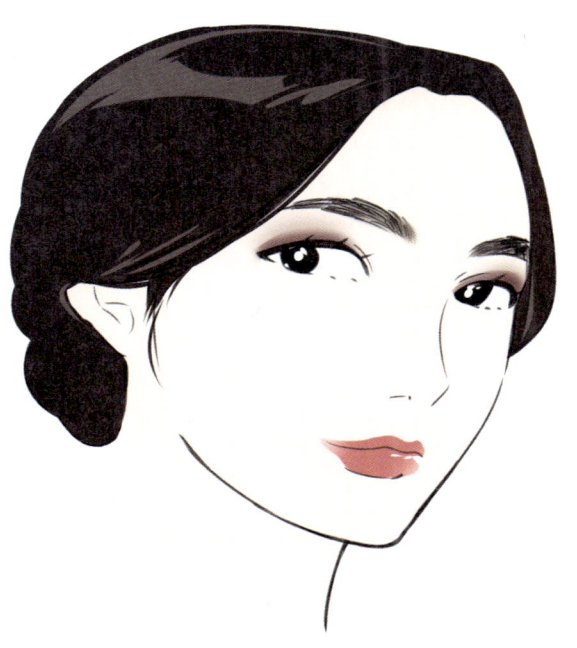
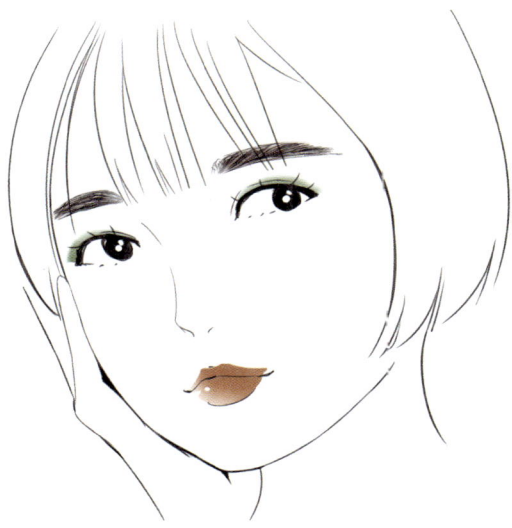

Part 3

> **20가지 메이크업 다이어리**

## 8. 겨울 메이크업 (Winter Make-up)

  겨울에는 차가운 바람과 건조한 실내 공기로 입술과 피부에 보습이 많이 필요한 계절이다.
  눈 위에서도 자외선이 반사되기 때문에 선크림과 건조한 피부에 수분크림, 입술에 보습 케어, 팩 등에 신경을 많이 써야 한다.

  겨울의 색은 다크한 마젠타, 와인, 카키, 사파이어, 가넷, 인디고 블루, 펄 그레이, 블랙, 짙은 회색 등이다. 펜슬, 스틱형의 크림 아이섀도(펄 그레이, 브라운, 카키 등) 간단하게 색조를 해주거나 정장을 입을 때나 격식 있는 자리나 파티, 클래식한 모임에는 분위기 있는 와인 메이크업을 해보자. 펄이 있는 베이스와 파운데이션을 섞어 바르면 화사한 피부표현으로 파티 분위기를 연출 할 수 있다. 펄 베이지, 아이보리, 연한 산호색, 누드 핑크색 등을 눈두덩이 1/2 베이스로 바른다. 포인트 컬러는 자신의 피부톤에 맞게 와인색이나 가넷 색감으로 아이라인을 그리듯 발라주어 베이스 색과 자연스럽게 그라데이션 해준다. 립스틱 컬러는 과하지 않게 엷은 팥죽색이나, 핑크로 바르고 블러셔는 핑크 펄이 들어간 베이지나 인디핑크로 은은하게 해준다. 깊이 있는 와인색은 고귀하고 위엄을 나타내는 색으로 어느 자리이든 분위기 있고 세련된 느낌의 도시적이고 우아한 컬러이다. 아이섀도를 연하게 하더라도 아이라인과 인조 속눈썹 마스카라로 눈을 커보이게 해준다.

아름다워지는 비결은 간단하다.
네 자신이 되는 것이다.   -바비 브라운-

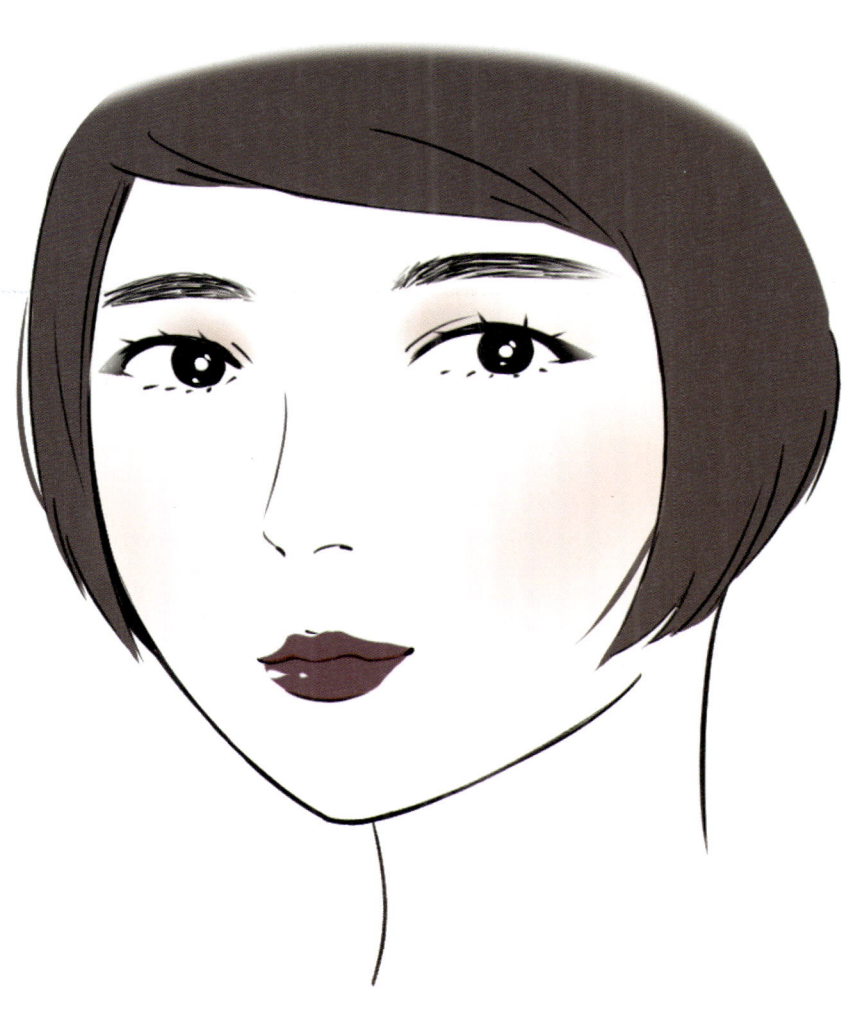

Part 3

> 20가지 메이크업 다이어리

# 9. 스모키 메이크업 (Smokey Make-up)

　스모키란 회색빛이 많이 들어간 음영의 강한 화장을 뜻하지만, 스모키 메이크업의 정석은 그레이 블랙 계열을 칙칙하지 않게 풍성하게 돋보이게 하는 것이다. 헤비 스모키는 블랙 계열로 섀도와 아이라이너로 최대한 짙은 색으로 연출해 주는 무대 화장이다. 내추럴 스모키는 건강하고 인위적이지 않게 해주는 것이 포인트 이며 눈 꼬리가 15도 정도 올라가게 그린다. 그레이 색 섀도를 눈 두 덩이와 언더라인에 자연스럽게 발라준다. 눈 앞머리에서 눈 꼬리에 갈수록 회색 포인트 컬러를 발라준다. 선으로 만들어주기 보다는 면으로 채워주는 느낌이다. 아이라인은 도톰하게 마스카라는 풍성하게 바른다. 직장여성이나 중년 여성들의 세미 스모키는 회색 외에도 갈색, 카키색, 네이비 컬러 등으로 응용해 본다. 베이스는 펄이 가미된 베이지를 바르고, 포인트는 브라운으로 해준다. 립스틱은 아주 옅은 자홍색, 연 핑크, 산호색 등이 어울린다. 얼굴형이 동그랗고 밋밋하고 순해 보이는 사람은 스모키 메이크업을 적극 활용한다.

## 시크 메이크업

　화장을 잘해도 아이 섀도와 립스틱 블러셔 등 색깔 조화가 없다면 얼굴과 화장은 촌스러워 진다. 화장 할 때는 의상 색과 함께 색채 감각도 필요하다. 모브(담자색)와 네이비, 그레이, 금색, 짙은 연보라, 청록색 등으로 시크 함을 준다. 아이라인은 일직선으로 길게 번지듯 빼주면 눈매도 시원해 보이고 시크(Chic, 세련되고 멋있다)해 보인다. 눈 주위가 푸르스름하면 하이라이트를 발라주어 눈매를 밝게 해주어야 한다. 립스틱은 연 보라 빛, 핑크베이지, 담자색을 발라준다. 광대뼈가 나왔다면 개성과 멋으로 연출 할 수도 있도록 화장해 준다. 줄이고 싶다면 광대 밑으로 하이라이팅 해주고 블러셔는 골드 빛이 들어간 핑크로 해준다.

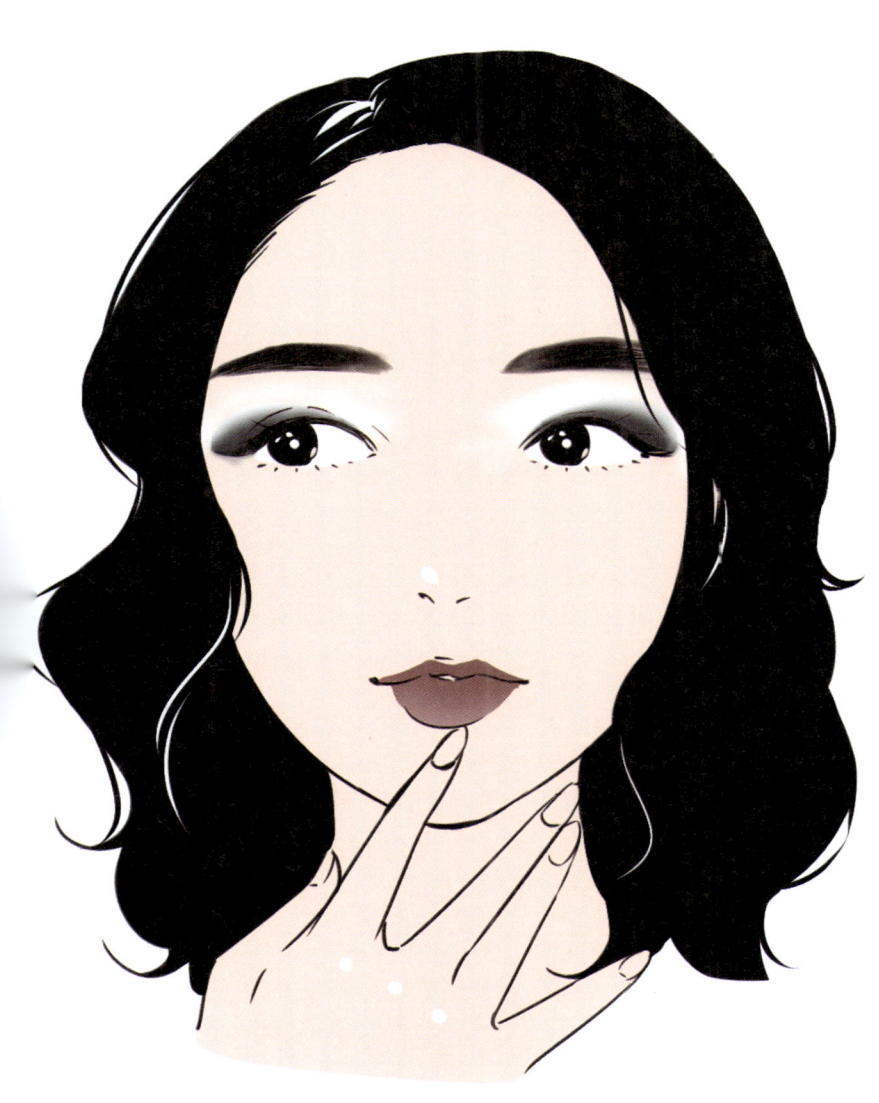

열정이 행복을 만든다.
이런 사람들은 지진을 만나도 지식이 늘어난다며 즐거워한다. -버트런드 러셀-

Part 3

## 20가지 메이크업 다이어리

# 10. 파티 메이크업 (Party Make-up)

특별하고 소중한 날 펄 섀도, 펄 파우더, 피크먼트(스타 파우더, 입자가 굵은 반짝이 등은 색조 포인트나 언더에만 사용한다.)등을 적절히 응용하여 피부가 빛을 머금은 듯 은은한 감각으로 파티 메이크업으로 연출해 본다. 소셜 메이크업(나이트 메이크업)이란, 사회적 지위와, 대외적인 예의, 사회적 기능 화장으로 파티나 호텔에서의 격식 있는 장소에서 내추럴 메이크업 보다 진한 조명에 따라 달라지는 화장이라 할 수 있다. 내추럴 화장은 질감, 음영, 스킨을 강조한 화장이라면 파티 메이크업은 화사한 피부톤의 베이스와 색조 화장이다. 인조 눈썹과 아이라인, 마스카라 등 눈매만 강조하여도 고혹적인 분위기를 연출할 수 있다. 시간과 장소 목적에 맞게 화려한 조명에서 의상과 더불어 근사한 메이크업을 해준다. 아이섀도 색조는 다크 네이비, 와인, 버건디, 그레이, 다크 그레이 스모키, 브론즈, 골드, 실버, 딥 퍼플 등이다. 보라색 계열은 창의적인 활동에 도움을 주는 색상이므로 파티메이크업에 적극 활용해 본다. 베이스는 미세한 펄이 들어간 파운데이션을 바르고 피부에 조명을 켜듯 반짝이는 하이라이트를 이용해 6군데(이마, 코, 눈 밑, 인중, 입술 밑)에 화사하게 스트롭(Strob)메이크업으로 화사하게 해준다.

오전에 화장은 태양광선이 너무 밝기 때문에 늦은 오후 시간 보다는 모공, 잔털까지 눈에 들어오게 된다. 붉은 브라운, 샴페인 컬러, 오렌지 계열 색상이 무난하다.

저녁 화장은 인공광선의 조명 효과를 잘 이용하면 분위기 있는 메이크업이 된다. 오전 보다는 1-2 톤 진하게 하여 화사하게 해준다.

한복을 입을 경우 화장은 정갈하고 단아하게 해준다. 한복의 질감과 다양한 색깔 장식등으로 충분히 화사하기 때문에 과장되지 않은 은은한 펄이 가미된 산호색으로 눈 두 덩이와 언더라인에 발라준다. 입체화장이나 너무 어두운 스모키나 진한색조 화장, 아이 홀 기법은 하지 않는다. 한복의 섬세한 곡선을 살려 색이 가지는 톤을 조화롭게 연출하고 눈썹은 각지지 않게 일자형에서 약간 둥글게 아치형으로 브라운 컬러의 눈썹을 그려준다. 마스카라나 아이라인은 블랙보다는 갈색으로 해주고 립스틱 컬러는 저고리나 치마, 옷고름에 있는 붉은 빛으로 발라준다.

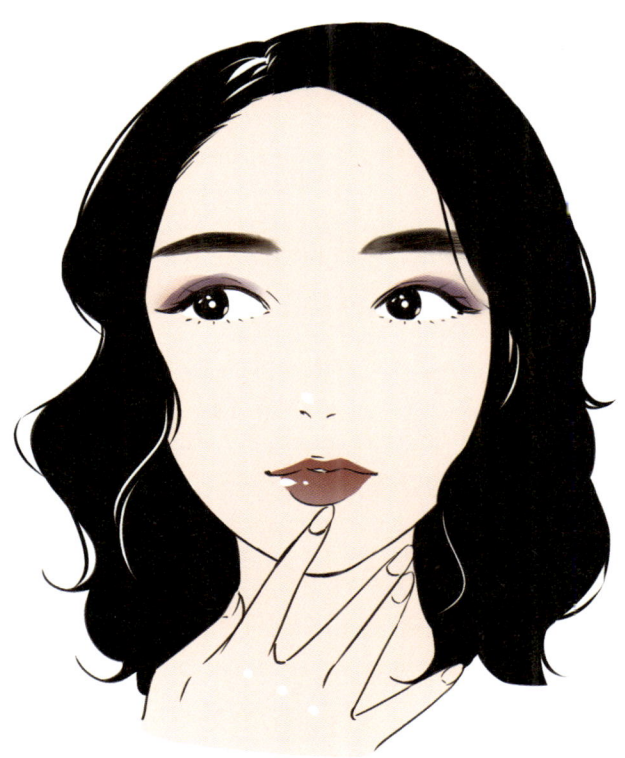

웃음은 전 인류의 수수께끼를 푸는 공통의 열쇠 -칼라일-

Part 3

## 20가지 메이크업 다이어리

### 11. 커리어 우먼, 오피스 메이크업

커리어(Career)는 경력, 이력, 성공을 의미한다. 능숙한 일처리와 당당하고 전문적인 스타일을 연상시키는 메이크업 이지만, 엄격히 말하면 무슨 메이크업이라고 정해진 화장은 없다. 하지만 실력만큼이나 화장이 따뜻한 카리스마로 좀 더 능력 있어 보이는 사람도 있다. 10년 이상 한 분야에 일을 했다면 커리어 우먼, 전문가이기 때문에 업무적으로나 외모로 스마트하고 인텔리젠트 한 이미지를 주어야 한다. 일은 야무지게 잘하는데 화장이 엉망이라면 곤란하지 않을까 생각 한다. 너무 내추럴 한 화장이거나 입체적인 화장도 좋지 않다. 낮에 일할 때는 진하지 않고 우아하게, 프레젠테이션, 강의, 중요한 외무 회의 때는 시크하게, 저녁에는 각종 모임이나 파티에는 쇼셜 메이크업을 해준다. 아이라인, 마스카라는 선명하게 입술라인은 구각이 산뜻하게 올라가게 발라주어야 좋다. 피부에 잘 어울리고 자주 화장 하는 세련된 브라운 컬러를 잘 찾는다면 지적인 룩(look)으로 보인다.

### 아나운서 메이크업

파운데이션 피부 표현이 깔끔하고 단정하게 해준다. 하이라이트와 섀딩을 자연스럽게 해주어 안정감 있어 보이게 한다. 눈썹은 코 선을 넘지 않도록 하며 회갈색으로 도톰하고 샤프하게 그려준다. 아이섀도는 브라운, 산호, 베이지 등의 차분한 색상으로 베이스만 발라주고 포인트 컬러나 거무칙칙한 색조는 하지 않는다. 눈썹, 아이라인, 마스카라, 립 등을 선명하게 해주며 블러셔는 옅은 브라운 산호색 등을 섞어 혈색이 느껴지도록 표현한다. T존 Y존 하이라이트는 아이보리, 연한 베이지 등의 색상으로 해준다. 전체적인 이미지는 신뢰감 있는 화장을 해준다.

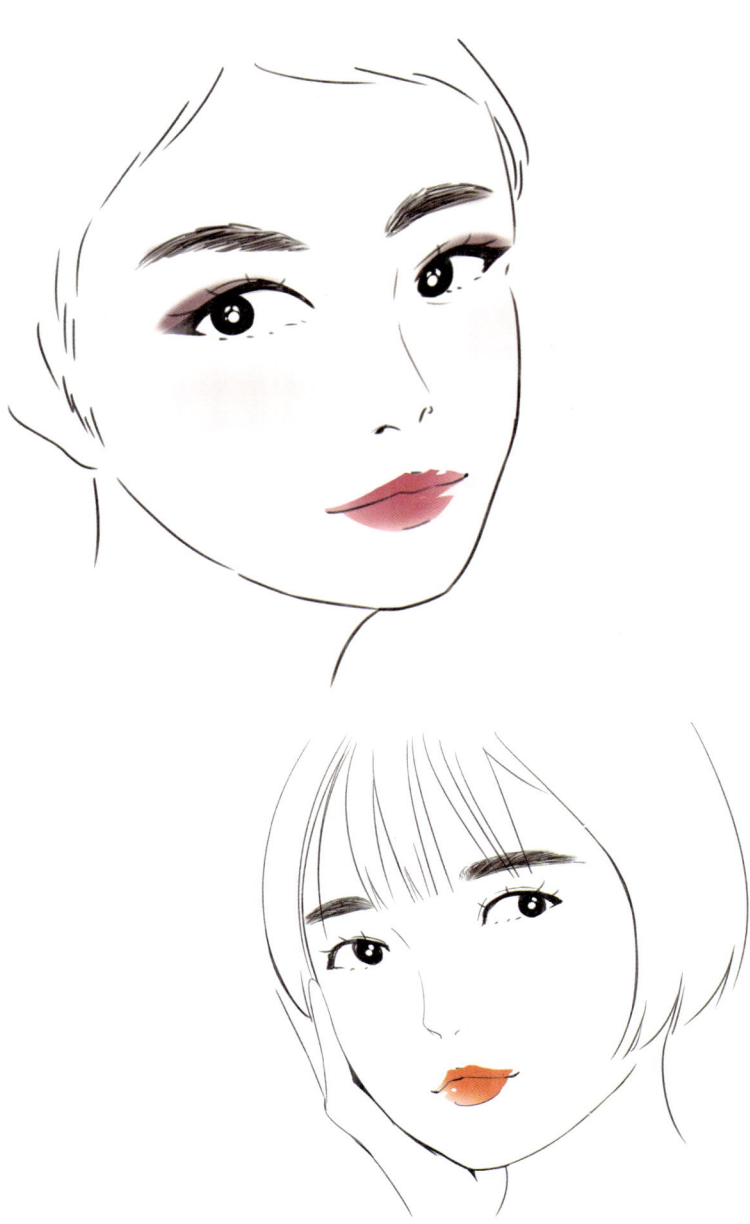

미에는 객관적인 원리가 없다. -칸트-

Part 3

## 20가지 메이크업 다이어리

# 12. 관상 메이크업

미국의 사회학자인 고프만은 상징적 상호작용론을 기본 전제로 "사람들은 무대 위의 배우처럼 다른 사람들에게 자신이 어떻게 보이는지에 매우 민감하며, 자신이 원하는 방식으로 다른 사람들이 자신에게 반응하도록 하기 위해 다양한 형태의 인상 관리를 한다." 또한 "인상 관리 이론은 모든 개인 또는 조직은 남들에게 전달하고자 하는 지각과 일치하는 쪽으로 인상을 확립하고 유지해야 하고 커뮤니케이션과 홍보의 측면에서 조직의 목표와 그들에 대한 남들의 지각을 형성하는 의도된 행동 사이의 일치를 확립하고 전달하는 중요한 방법들을 포괄한다."고 주장했다.

인상(印象, Impression)의 사전적인 의미로는 "어떤 대상에 대하여 마음속에 새겨지는 느낌" 인상(人相, look(s), features, appearance) 사람 얼굴의 생김새 이다. 관상학자들은 상(相)이라 것은 내면적인 심상도 반드시 같이 살피는 것이라고 한다. 성형이나 화장으로 팔자를 고치는 것은 그 사람의 정해진 타이밍이 맞아 떨어졌거나 타고난 복일 수도 있기 때문이다. 예쁜 얼굴을 만들기 위해 성형을 많이 하면 얼굴의 균형이 없어지기 때문에 아주 적절한 성형만 한다. 그러나 외형(성형, 화장)만 고치고 심상(心相)이나 나쁜 습관을 고치지 않는다면 행운도 빗겨 갈 수도 있다. 팔자가 갑자기 변한 것이 아닌, 자신감 있는 외모로 자신이 긍정적인 마음이 운의 흐름을 좋게 바꾸는 것이다.

백범 김구 선생은 풍수와 관상 공부를 하고 얼굴을 면밀하게 살펴보니 부귀한 상은 없고 천하고 가난한 상밖에 없음을 알고 비관하고 있던 중에 책 어느 페이지에 한 줄의 글을 보고 운명을 바꾸게 된다.

"상호불여신호(相好不如身好), 신호불여심호(身好不女心好) 얼굴 좋은 것이 몸 좋은 것만 못하고, 몸 좋음이 마음 좋음만 못하다. 이것을 보고 나는 '상 좋은 사람보다 마음 좋은 사람이 되어야 겠다' 고 결심했다. 이제부터 밖을 가꾸는 외적 수양에서 무관심하고 마음을 닦는 내적 수양에 힘써 사람 구실을 하겠다고 마음먹었다." (백범 일지 중...) 외모가 예쁘지 않더라도 반듯한 성품과 선한 마음, 좋은 습관과 긍정적인 사람이 좋은 운명으로 바뀔 확률은 매우 높아진다. 굳센 심상도 더욱 중요하다는 것이다.

예쁜 얼굴이 누구에게나 다 좋은 느낌을 줄 수 있는 것은 아니며, 나이가 들수록 그 사람의 삶의 자취가 그대로 얼굴에 나타나고 과거, 현재, 앞으로 다가오지 않는 미래까지도 자신이 가장 많이 생각한 것들이 그 사람의 인생, 곧 운명이 되는 것이다. 인상학자는 인상의 30%= 타고나지만 70%는 후천적으로 결정된다고 한다. 후천적인 노력이 얼마나 중요한지 말해주는 것이다. 입 꼬리와 양 눈썹 끝이 올라갈 정도로 많이 웃으면 볼과 코에 탄력이 붙어 좋은 인상으로 변한다고 한다. 얼굴이 무뚝뚝하고 무표정한 사람은 얼굴 근육이 뭉쳐 얼굴이 커지거나 얼굴 살이 처지는 것이다. 표정근(表情筋 - 얼굴의 피부 밑에 널리 퍼져있는 근육들을 통틀어 이르는 말)근육 운동으로 환하게 자주 웃으면 얼굴 윤곽과 선이 갸름해 진다. 인상은 기본적으로 마음이 만들기 때문에 화장을 하지 않고 다니더라도 매일 웃는 얼굴을 생활습관으로 해야 한다.

사람이 웃고 찡그리고 울 때는 얼굴 근육 46개가 주로 쓰이는데 그 움직임들이 하루, 이틀, 1년, 십년이 모여서 얼굴의 상을 바꾸는 것이다. 사람의 골격과 근육 등, 관상학적으로 화장은 매우 중요한 역할을 한다. 얼굴의 골격은 벌써 정해져 있다. 성형과 화장도 분명 한계가 있지만 화장으로 좋은 얼굴을 만들도록 노력해야 한다. 좋은 얼굴은 얼굴의 모양(생김

# Part 3

새) 보다는 그 사람에게 자연스럽게 나오는 이미지와 아우라와 기운들이다. 특히 피부에 광, 빛, 찰색이 좋을수록 좋다. 행운이 좋은 사람들은 얼굴안색과 총명한 눈빛부터가 분명히 다르다. **좋은 인상이란 얼굴뿐만 아니라 편안하고 자연스럽게 잘 웃는 얼굴이다.** 감정이 잘 표현되어 있는 곳이 얼굴이고, 전체적인 화장이 차분하면 마음과 정신도 차분해 지는 것이다. 화장을 어떻게 하느냐에 따라서 복을 불러 오기도 하고 복을 내보내기도 한다.

관상학에서 예쁜 얼굴과 관상 얼굴은 다르게 구별된다. 연애 운과 결혼 운이 다르듯이, 그림을 '잘 그리는 것'과 '그림이 좋다' 라는 뜻에도 차이가 많다. 예쁘지 않더라도 이목구비 얼굴의 페이스 프로포션 균형을 이루어야 얼굴이 좋아 보이고 편안해 보인다 피부 찰색과 얼굴 전체가 밝은 이미지도 중요하기 때문에 평소 주 2회 팩으로 촉촉한 피부와 안색이 좋게 보이게 피부에 신경을 써야 하며 조화로운 화장을 해준다. 피부에 반짝반짝 윤기 나게 광을 해주는 화장이 하이라이터이다. 얼굴의 5군데 빛이 나야 한다. 이마, 코, 눈 밑, 입술 밑이다. 피부가 촉촉해지고 좋은 혈색, 탄력이 있는 밝은 화장은 운이 들어오는 신호이다.

얼굴이 밝아지면 헤어와 의상이 변하고, 뜻밖의 일거리와 새로운 사람과 취미가 생기기도 하고, 가족이나 친척, 지인, 친구들에게 좋은 일로 변화와 생기가 서서히 찾아온다. 샐리의 법칙 효과는 운의 흐름을 타고 육감적으로 알아차려야 한다. 누구에게나 운의 오는 시기가 있는데 이것을 알아채지 못한다면 안타까운 일이다. 또한 우울감과 무력감 나쁜 감정이 없어지며 스스로에게 자신감이 생긴다. 주위에 긍정적인 사람을 가까이 두면 자신도 그 사람으로 인하여 운이 트일 수도 있다.

긍정적인 얼굴 표정, 눈이 작더라도 안광미가 좋고, 힘이 있어 보이는 눈빛, 복숭아 같은 발그레한 화장으로 세상의 모든 행운을 다 갖고 있는 것처럼 행복해 보이는 얼굴을 만들어야 한다.

좋은 이마는 머리로 많이 가리지 말고 드러내야 하고, 이마가 좁거나 들어간 납작한 이마는 하이라이트를 해주어 넓고 동그스름하게 볼륨감을 준다. 얼굴의 중심인 코, 코가 짧거나 낮다면 미간위에서부터 양 옆 코볼 인중 있는 곳까지 하이라이트를 해준다. 하이라이터는 종류오- 질감, 제형에 따라 파우더 전에 바르는 것과, 파우더 후에 바르는 것이 있는데 베이스는 파운데이션 제형이고, 파우더 후에 바르는 것은 가루타입, 팩트 제형이다. 컨실러는 베이지 색이지만, 하이라이터, 파운데이션은 밝은 색 아이보리, 연한 노란색, 연한 핑크색 등이 있다.

코가 낮은 사람, 눈 밑 다크 서클, 이마가 좁은 사람, 턱이 좁은 사람한테 손으로 또는 전용 브러시로 소량 펴 발라 주고 파우더나 팩트로 마무리한다. T존하고 눈 밑 턱 부분 U존 밝아지면서 이마와 턱에 균형이 반듯하게 잡혀진다. 그 반대로 이마가 넓거나 코가 오똑 한 사람은 바르지 않는다. 피부가 가무잡잡한 사람은 핑크 계열보다 연한 노란색으로 바른다.

관상 메이크업, 성형 메이크업 스킬을 깊이 이해한다면 헤어와 의상으로 10년 정도는 젊어 보일 수 있으며, 얼굴에 복을 타고난 ㅅ·람도 있지만, 잘된 화장과 함께 심상, 긍정적인 말씨, 마인드와 함께 복(福, 생활에서 누리게 되는 큰 행운과 오붓한 행복 또는 거기에서 얻는 기쁨과 즐거움)을 만드는데 효과가 있다. 얼굴은 그 사람의 라이프스타일 이므로 얼굴을 정성껏 살펴야 한다.

화와 복은 운이 따로 없으며 오직 사람이 스스로 불러들인다. -노자-

Part 3

> **20가지 메이크업 다이어리**

## 13. 서비스업 메이크업

　자영업, 서비스직, 상담 직, 보험업계, 선생님, 강사 등 말을 직업적으로 하는 사람은 입술화장에 각별히 신경을 많이 써야 한다. '호랑이 입보다 사람의 입이 더 무섭다'는 것은 말을 하는 직업이기 때문이다.
입술에 핏기가 없거나 푸르스름하고 허여스름하다면 스펀지 여분에 묻은 파운데이션이나 컨실러를 소량 바르고 립스틱을 발라준다.
우중충한 색깔이나 매일 똑같은 립스틱 바르지 말고 내추럴한 붉은색 계통의 립스틱을 산뜻하게 발라 보는 사람으로 하여금 활기를 줘야 한다. 눈썹이나 입 꼬리가 처지지 않게 구각이 살짝 올라가듯이 그려줘야 좋다. 입술은 트지 않게 평소에 립 밤이나 입술 보호제로 잘 관리해 준다.

　립스틱은 그저 그런 비슷한 색 5가지 보다 확실한 컬러 레드, 갈색, 오렌지, 보라색, 마젠타를 섞어 사용하면 10가지 이상의 색이 나오기 때문에 다양한 컬러의 립 메이크업을 할 수 있다. 너무 글로시하거나 펄이 들어간 립스틱은 바르지 말고 크리미하고 촉촉한 립스틱으로 깔끔하게 발라준다. 입술 크기와 모양 상관없이 입술 윤곽은 상대방이 부담스럽지 않을 정도로 강하거나 세어 보이지 않게 바른다. 파운데이션은 스피드하게 화장할 수 있는 제형으로 하루 종일 지속력 있는 것으로 선택한다. 파우더로 마무리를 하고 마지막에 하이라이터로 밝은 표정을 만들어 주고, 과한 입체 화장은 하지 않는다. 색조 보다는 아이라인이나 마스카라에 신경을 써준다. 많은 사람들 앞에서 항상 밝은 화장과 좋은 모습을 보여야 하고 수많은 사람들을 상대해야 하기 때문에 힘들고 피곤하겠지만, 인생은 사람장사다. 우리 삶에서 마지막까지 남는 것은 사람밖에 없다. 중국 속담에 '웃지 않으려면 가게 문을 열지 말라' 라는 말이 있다. smile or die!

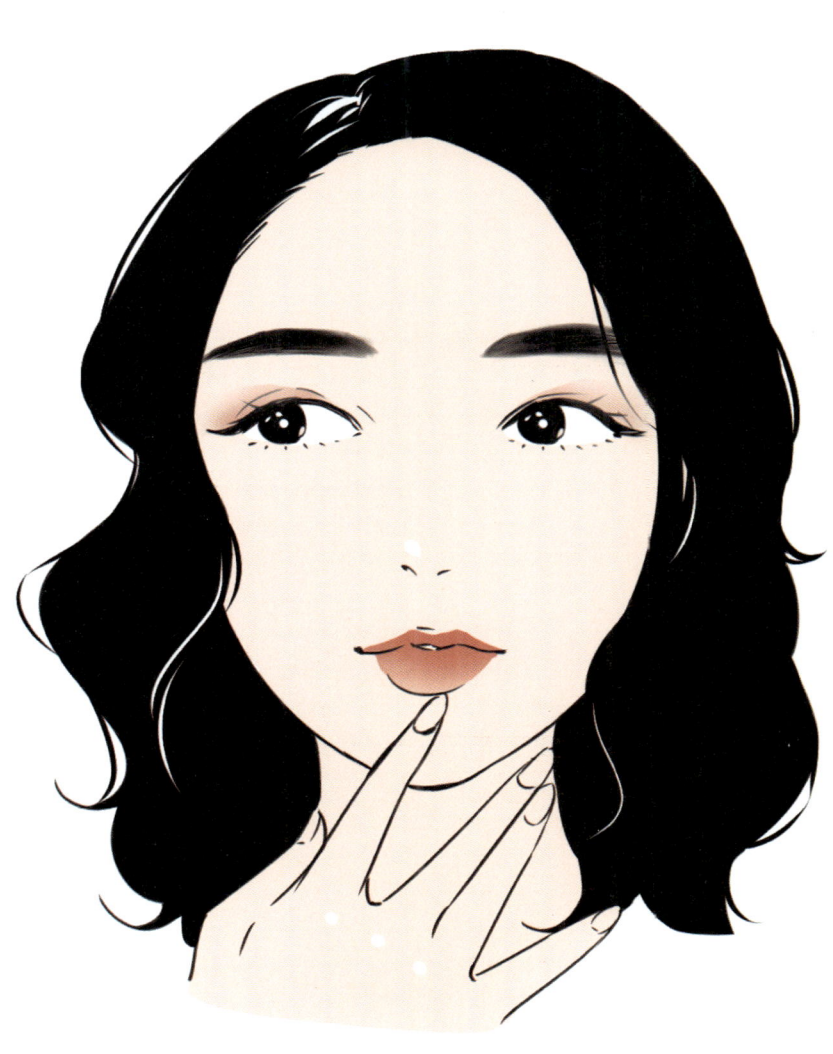

재미없는 상품은 팔리지 않는다. 재미없는 인간은 더욱 팔리지 않는다.

-다니얼 맥닐-

Part 3

## 20가지 메이크업 다이어리

# 14. 헵번 메이크업

　레트로는 음악, 디자인, 화장, 패션스타일과 함께 레트로(Retro)는 복고주의를 지향하는 화장법이다. 모던 하면서 청순함과 여성스러운 세기의 아이콘 오드리 헵번은 짙은 눈썹과 깊은 눈매가 매력적이다. 촘촘하고 짙은 눈썹에 무심한 듯 바른 립스틱이다. 눈매를 강조하는 화장이기 때문에 아이 섀도 베이스는 심플하게 해준다.

　눈썹은 진한 회색 펜슬로 각지고 도톰하고 진하게 일자로 그려주거나, 2/3 눈썹 산 지점에서 눈썹을 내려준다. 스크루 브러시로 자연스럽게 빗어준다. 톤 다운된 핑크, 브론즈골드나, 베이지색 섀도로 눈꺼풀에 원 톤만 발라주고 붓펜 이나 젤 라이너로 아이라인을 삼각존으로 그려서 눈 꼬리를 올려준다. 마스카라로 풍성하게 컬링해주고 블러셔는 눈 밑에서 봉숭아 빛으로 동그스름하게 해줘야 러블리 하다. 립스틱 색상은 코럴 및 부드러운 핑크색을 발라준다.


꽃의 매력 가운데 하나는 그에게 있는 아름다운 침묵이다. -소로-

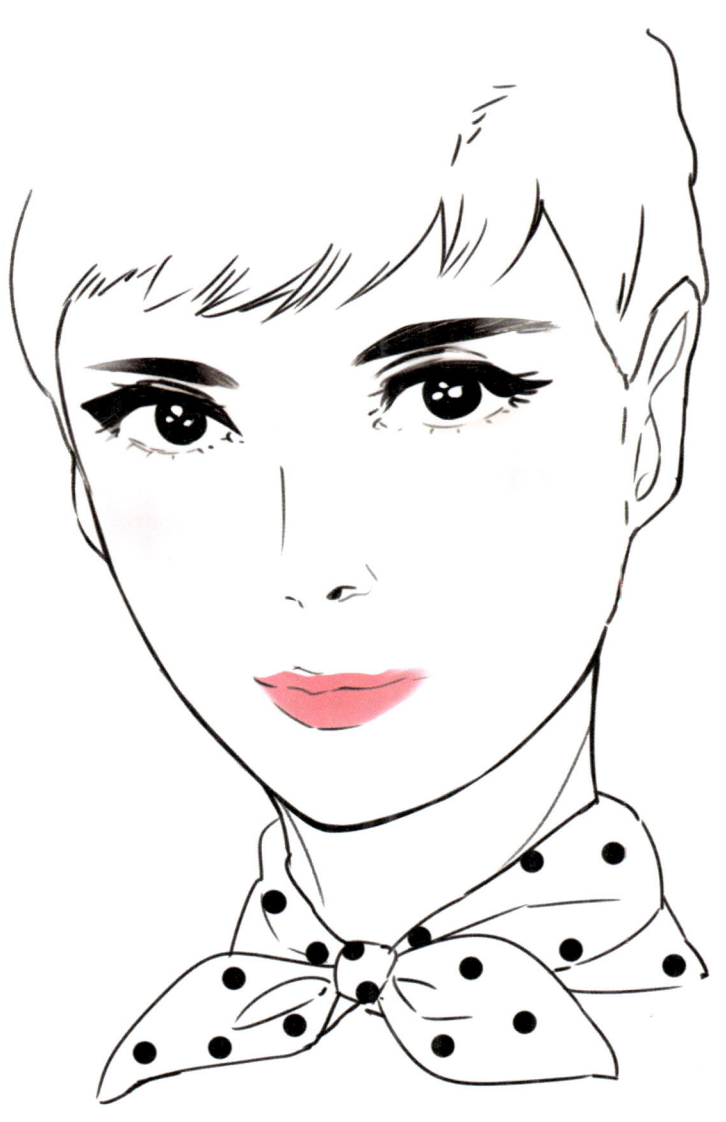

Part 3

**20가지 메이크업 다이어리**

# 15. 포토 메이크업 (Photo Make-up)

　매일 지갑에 넣고 다니는 주민등록 사진, 면허증 사진 그 외 이력서 사진, SNS 프로필 사진, 스마트 폰 셀카, 맞선 사진, 소개팅 사진, 졸업장 사진 등, 사진관에서 후보정을 했어도 사진이 왠지 인위적이고 낯설어서 내 마음에 들지 않은 사진도 있을 것이다. 그 작은 사진 한 장이 나의 인생에 아주 특별한 날일 수도 있으니 말이다. 어색한 포토 샵 대신 포토 메이크업으로 자연스럽게 잘 나온 사진은 '내가 포토 샵을 하지 않아도 이렇게 예뻤나?' 하고 기분이 좋아진다.

　사진 촬영이나 동영상은 실제 얼굴보다 조명 상태에 따라 평균 30% 정도 더 크게 되어 나온다. 여러 가지 색을 사용하는 색조화장보다 얼굴을 작아 보이게 하는 음영과 컨투어링 화장을 자연스럽게 해주어야 사진이 잘 나온다. 사진 찍을 때 립글로스나 펄은 사용하지 않는다. 하이라이터를 T존 C존에 바르고 얼굴 윤곽 부분에는 자연스럽게 섀딩을 해준다. 핑크색 블러셔로 눈동자 밑으로 해주면 얼굴 표정이 귀엽게 나오며 눈썹은 연한 갈색보다 에보니 펜슬이나 회갈색 섀도가 좋다. 블러셔는 평소보다 한 톤 더 진하게, 파란색, 초록색의 푸른색 계열의 섀도는 사진이 잘 나오지 않으니 붉은 계열로 화장을 한다. 언더라인 앞쪽에 화이트 펜슬로 살짝 발라주고 마스카라는 최대한 풍성하게 발라준다. 다소 시간이 걸려도 예쁘게 나올 사진을 상상 하면서.. 유분기 많은 T존 부위에는 파우더를 덧바른다. 귀걸이는 아주 작은 것으로 의상은 회색계열은 피하고 요란한 반짝이, 체크 디자인, 영어 글씨, 강한 색과 두꺼운 옷은 피한다.

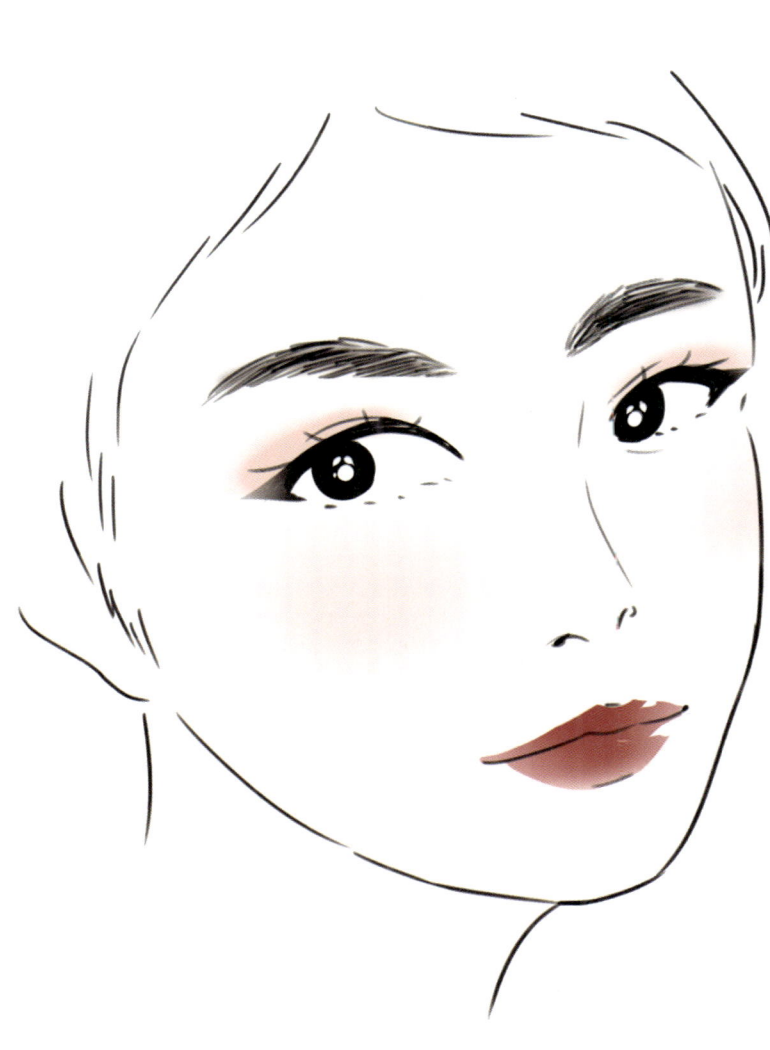

Part 3

**20가지 메이크업 다이어리**

# 16. 면접 메이크업

　면접 시에는 부드럽지만 너무 튀지 않게 합격을 위한 이미지 메이킹 화장을 해주어야 한다.
이미지 화장도 자신만의 전략이다. 생긴 대로 살 것 이다 라는 사람도 있겠지만, 어떻게 하든 화장으로 긍정적인 이미지를 만들고 싶어 하는 사람도 있을 것이다.

　입체화장은 피하고, 인조 눈썹을 붙이는 것보다는 마스카라로 올려준다. 파운데이션 피부 표현은 가볍고 단정하게 해준다. 눈썹은 너무 밝은 갈색보다는 회갈색으로 가늘거나 두껍지 않게 안정감 있게 아치형으로 부드럽게 그려준다. 파운데이션만 바르거나, 잡티가 많이 보이거나, 펄 메이크업으로 반짝이거나 번들거리는 화장은 하지 않는다. 파우더로 가볍게 마무리 하고 아이섀도는 브라운, 산호, 베이지 등의 차분한 색상으로 베이스만 발라주고 포인트 컬러는 소량만 바른다. 블러셔는 옅은 브라운과 산호색을 섞어 혈색이 느껴지도록 표현한다. T존 Y존 하이라이트는 펄감이 없는 연한 베이지 등의 색상으로 해준다. 전체적으로 편안하고 스마트해 보이고 신뢰할 수 있는 인상을 주도록 해주어야 한다.


　자기를 아름답게 하려는 것은 동서고금을 막론하고 변함없는 여자의 본능이다.　　-M.버봄-

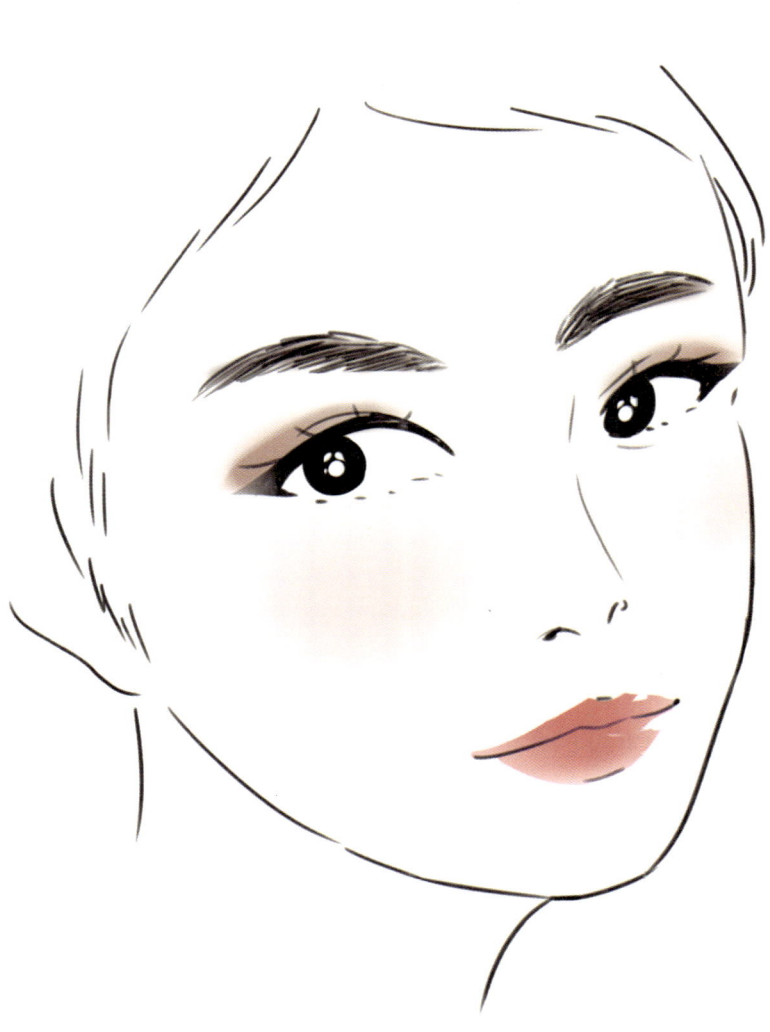

Part 3

## 20가지 메이크업 다이어리

## 17. 중년 메이크업

젊고 예쁘고 아름다운 것은 재능이 아니다. 우리의 피부는 가만히 있어도 스스로 노화되며 화장으로 나이 들어 보이지 않게 보여 질 뿐이다. 중년들도 젊었을 때 그 때의 피부를 분명 갖고 있었다. 그러나 50대 지천명(知天命)을 넘어 갱년기를 겪고 나이를 거듭해도 60대 70대가 되어도 여전히 분위기 있고 말끔한 화장을 유지한다는 것이 진정 아름다움이라 할 수 있겠다. 그때의 피부를 부러워하지 말고 나이 듦을 주름과 자연스럽게 친해져야 한다. 젊은 사람들이 하는 유행 화장 따라하지 말고 중후한 분위기로 화장하라. 나이가 들어도 화장은 여전히 중요하지만 건조해진 피부를 촉촉하게 관리를 해줘야 한다. 나이 들어가는 것은 피 할 수 없는 자연스런 현상인데 늙음에 대해서 우리들은 누구나 예민해지고 아련하고 서글퍼지게 마련이다. 그러나 우리 얼굴은 결코 돈과 물질 적인 가치로 환산 할 수 없이 아주 소중하기 때문에 얼굴과 피부를 마지막 까지 귀하게 관리해야 한다.

눈썹은 처지지 않게 약간 상승형으로 그린다. 문신한 눈썹은 컨실러로 감추고 부드러운 갈색의 섀도로 칠해준다. 아이섀도는 생략 하거나 두 가지 색 이하로 심플하게 한다. 블러셔와 립스틱은 같은 계열(연 핑크, 연 브라운, 산호 계열 정도)로 해준다. 입체화장은 하지 말고 T존 부위와 Y존에 가볍게 하이라이팅 해준다. 너무 번들거리거나 매트 한 립 스틱은 바르지 않고 질감 있는 은은한 담자색이나 차분한 중간 갈색, 인디 핑크, 브라운 레드, 등을 발라준다.

잔칫집에 갈 때는 친구, 딸내미 화장품을 빌려서라도 맘껏 얼굴에 멋을 부리고 가자. 장례식장 갈 때는 진한 화장, 향수는 피한다.

스킨 메이크업을 하고, 귀걸이, 반지, 목걸이는 하지 않거나 눈에 띄지 않는 것으로 한다. 블랙은 애도를 표현하는 색이므로 핸드백, 모자, 코트, 바지 정장, 치마는 무릎 밑으로 긴 것으로, 맨살이 보이지 않게 스타킹을 신는다. 남자는 공수 시 오른손이 위로, 여성은 왼손을 위로 한다. 지성과 멋은 따로 생각하기 쉽지만 사실은 같은 말이다. 나이 들어서도 자신에게 어울리는 화장은 곧 자기만의 스타일이 있다는 것이다.

예쁘다는 말은 기분 좋은 말이지만, 20대 피부보다 못하다는 것은 스스로 너무 잘 알고 있기 때문에 마음의 여유를 갖고 살았다는 동안(童顔) 얼굴이라는 소리를 듣도록 한다. 중년 이후는 나, 이렇게 살아온 얼굴입니다. 라는 자화상이다.

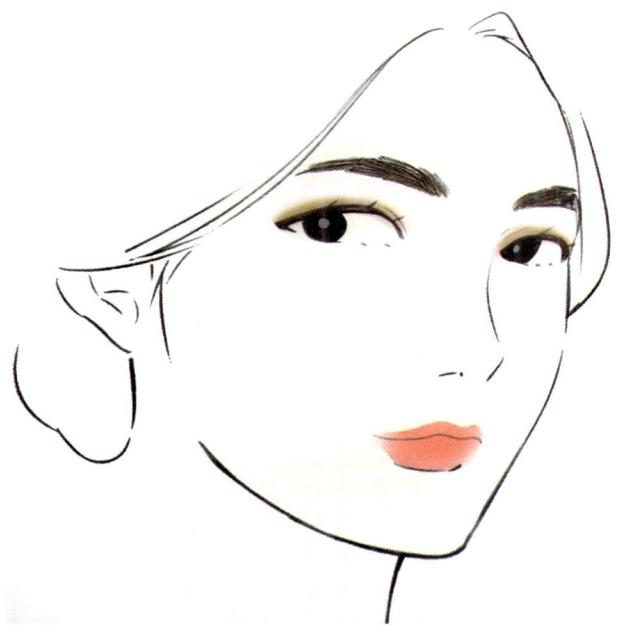

늙어 간다는 것을 인정하지 않는 것은 자기를 속이는 것밖에는 되지 않는다. 억지로 자연에 대해서 반항할 필요는 없다. 우아하게 늙도록 -임어당-

Part 3

20가지 메이크업 다이어리

# 18. 안경 메이크업

　패션 악세서리의 하나로 컬러렌즈, 콘택트 렌즈, 선글라스 안경을 착용하는 사람들이 많아지고 있다. 안경을 쓰는 사람은 너무 화려한 액세서리나 커다란 귀걸이는 절제한다. 메탈, 실버, 골드 빛 안경테에는 펄이 많이 들어간 아이섀도나 글로시한 립스틱은 바르지 않는다. 안경의 디자인과 스타일 맞는 화장을 해준다. 안경을 썼을 때는 아이섀도는 진하지 않게 한 가지 색으로 해주는 것이 좋다. 피부 표현은 안경테 부분이 다소 무거운 것을 감안해서 눈 밑에 하이라이트를 해주어 밝게 해주고 유분이 적은 파운데이션이나 파우더로 마무리 한다.

　검정 안경테에는 밝은 레드나 오렌지 계열의 립스틱을, 갈색이나 오렌지, 골드, 옐로우 계열의 선그라스나 안경은 자연스러운 코럴 립스틱을 바른다. 퍼플, 네이비, 블랙, 핑크, 블루 계열의 선그라스에는 핑크계열의 립스틱 바른다. 레오퍼드 안경테는 누드톤의 립스틱을, 와인컬러 안경테는 빛바랜 장밋빛 립스틱을, 아이섀도는 안경 유리로 인해 잘 보이지 않아 지나게 처리하기 마련인데 오히려 은은한 컬러로 바르고 립 메이크업에 포인트를 준다. 안경테에 맞춰 립스틱 컬러를 발라준다. 눈썹은 에보니 펜슬이나 회갈색 아이브로펜슬로 단정하게 그려준다.

　모자 또한 멋쟁이의 소품으로 나이와 외모 키를 뛰어 넘기도 하고, 화장을 내추럴하게 할 경우 모자를 쓸 때에는 브라운 계열보다 붉은색 계열의 립스틱이 모자와 산뜻하게 어울린다.

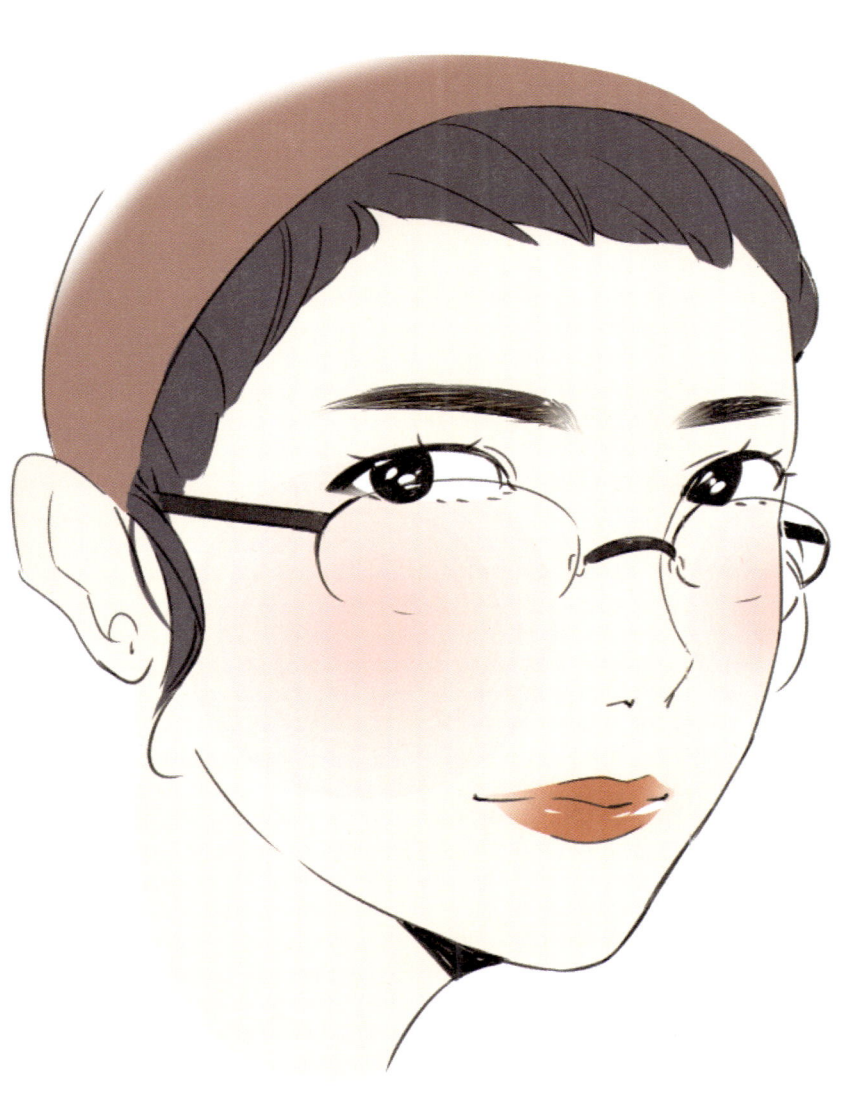

Part 3

> **20가지 메이크업 다이어리**

## 19. 컨투어링 메이크업 (Contouring Make-up)

외형형성, 윤곽형성의 컨투어링(contouring)의 뜻으로 음영 메이크업, 입체 메이크업, 윤곽 성형 메이크업 등이 이 범주에 속한다. 파우더 전에 음영(Shading) 파운데이션과 하이라이팅(Highlighting) 파운데이션으로 페이스라인을 슬림 하고 입체감 있게 그라데이션을 입히는 과정으로 몇 년 전부터 컨투어링 메이크업이 신조어가 되었지만 20년 전에도 해왔던 화장이다. 고난도의 스킬이 필요한 작업으로 짙고 조금 더 입체적으로 보이며 그윽한 피부 표현 화장으로 얼굴이 작아 보일뿐 아니라 성형 못지않게 효과를 볼 수 있는 마법의 스킨 메이크업이라고 말하기도 한다. 푸른색 계열의 색조화장은 입체감을 분산시키고 지저분해 보이기 때문에 얼굴 전체를 브라운 계열로 가이드라인을 잡아준다. 베이스 파운데이션과 3가지 파운데이션을 경계지지 않게 자연스럽게 풀어줘야 하기 때문에 초보자들은 잘못하면 인위적이고 부자연스럽게 보일 수 있으니 많은 연습이 필요하다. 붉은빛이나 핑크빛의 파운데이션은 사용하지 않으며 일반 메이크업 보다는 진한 화장이다. 사진 찍을 때, 브라운 세미 스모키 화장 연출 할 때, 봄, 여름 보다는 가을, 겨울 시즌에 해주며 얼굴이 건조하거나 얼굴형이 작거나 마른 얼굴형에는 하지 않는다.

1) 기초와 베이스 파운데이션을 바른다.
2) 자신의 피부보다 2톤 어두운 스틱 파운데이션으로 헤어라인, 턱 U존 라인, 광대뼈 아랫부분, 코 벽에 바른다. 얼굴의 여백을 그늘지게 연출해야 하기 때문에 붉은 파운데이션을 얼굴에 검붉게 보이므로 갈색 계열의 파운데이션으로 한다.
3) 하이라이터 스틱 파운데이션으로 T존, 눈 밑, 인중, 입술 밑, 눈썹 뼈에 바른다.

4) 파운데이션 브러시나 스펀지로 경계가 생기지 않게 브랜딩 해서 입체적인 페이스라인을 만든다.
5) 파우더로 전체 마무리 하거나, 섀딩 파우더, 피니싱 파우더로 부분적으로 마무리 한다. 브라운 계열로 색조 화장을 해준다.

섀딩을 하지 않는, 조명의 섬광 효과를 뜻하는 스트롭(Strobe)에서 나온 말로 스트로빙(Strobing)메이크업은 펄 제품이나 밝은 파운데이션으로 이마, 코, 눈썹 뼈, 볼 등을 반짝이듯 부분을 강조하여 얼굴에 환한 빛을 주어 맑고 청아한 이미지를 연출할 때 파스텔 색조와 함께 스몰 웨딩, 하우스 웨딩 메이크업, 잡티가 없고 얼굴이 작은 사람, 봄 시즌에 밝게 해주는 청순한 화장으로 컨투어링의 반대 개념이다.

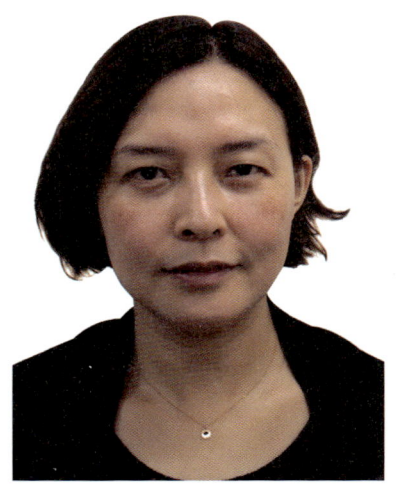

before

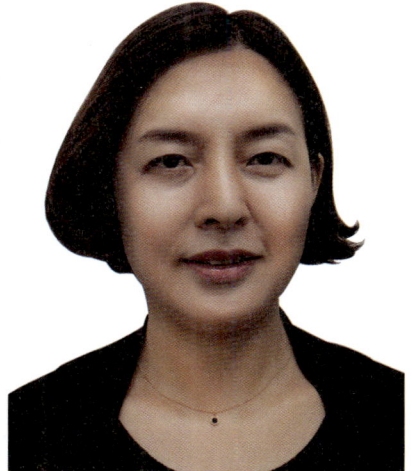

after

인간의 마음이란 주어진 재료를 가지고 기막힌 방법으로 결합시킬 수 있는 참으로 야릇한 기계다.    -버트런드 러셀-

# Part 3

## 20가지 메이크업 다이어리

## 20. Make-up 뷰티 Tip

**더블 콤팩트 활용법**

펄이 없는 아이보리+갈색의 가장 베이직 한 색이며 페이스 라인을 작게 환하게 해주는 팩트 제형 이다. 섀딩 브러시로, 하이라이트 브러시로 사용한다. 브러시에 묻혀 바로 얼굴에 바르지 말고 손등이나 티슈에 살살 털어서 정리한 후 발라준다. 파우더를 사용하지 않을 경우 파운데이션 후에 T존 부위만 가볍게 발라준다. 음영(이마 헤드라인, 광대뼈, 각진 턱, 코 벽, 눈썹 정도)이나 하이라이트(이마, 코, 눈 밑, 눈썹 밑, C존, 인중, 턱 아랫부분에)줄 때 사용하는데, 자신의 얼굴 단점 부부위에 보완하기 위해 넣는 것이기 때문에 모든 부위에 전부 할 필요는 없다.

하이라이터 전용 브러시로 조금씩 발라서 밋밋하고 함몰된 부위인 얼굴의 단점을 하이라이터로 드러나 보이게 한다. 파운데이션 후 또는 파우더가 끝난 후 음영을 넣어주고, 하이라이트는 블러셔를 한 후 맨 마지막에 마무리 한다.

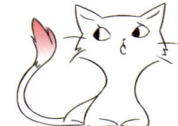

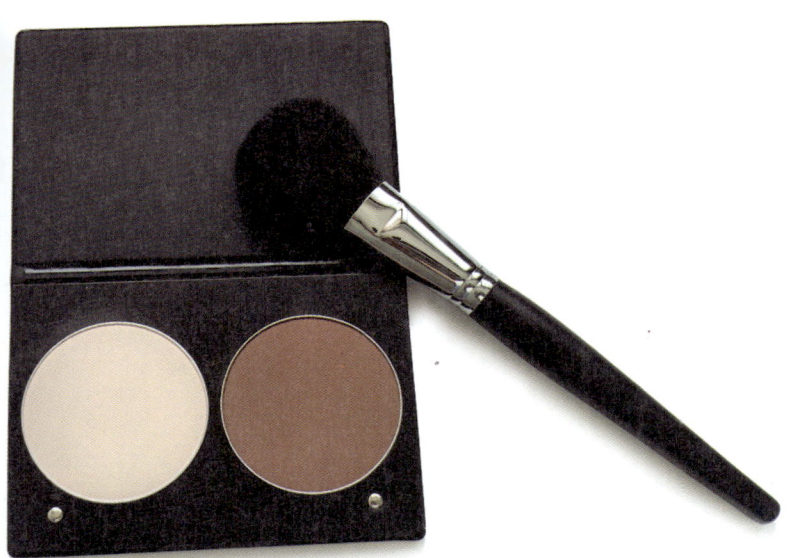

더블 콤팩트

# 화장 잘하는 여자　　Part 4
### Make-up 노트

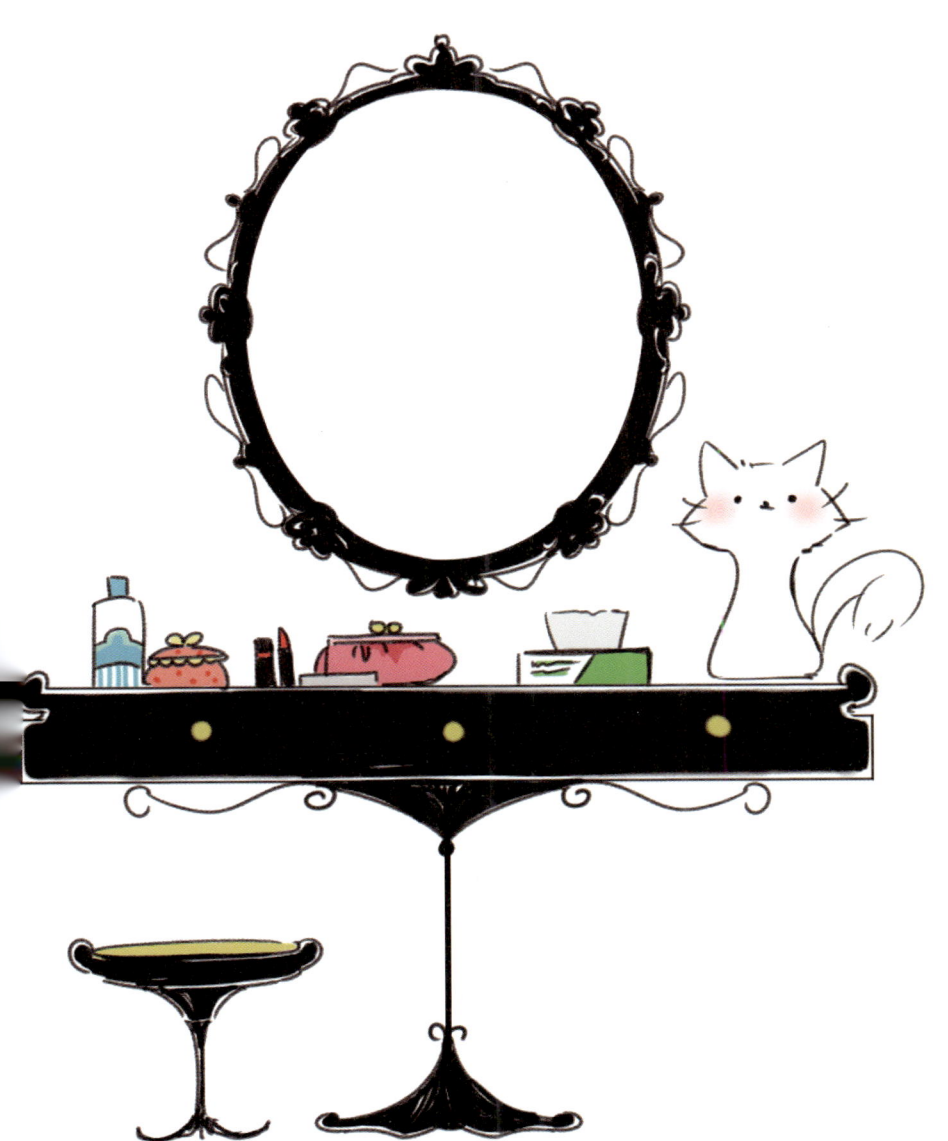

# Part 4

## Make-up 노트

### 메이크업 아티스트를 꿈꾸는 사람에게

메이크업 아티스트 정규 교육과정으로는 고등학교의 미용과나 전문대학에서 코디 메이크업과, 미용분장학과, 분장예술학과, 메이크업학과, 피부미용과, 미용예술학과, 미용과 등이 있다. 학교 이외는 미용학원, 화장품업체, 뷰티 아카데미, 방송아카데미 등에서 전문 메이크업을 배워 어시스트로 시작하여 현장경력을 쌓으면 된다.
개인화장 뷰티 메이크업은 뷰티 샵, 미용학원, 메이크업학원, 문화센터, 복지관, 등에서 배운다.

<메이크업 국가기술자격증 시험>
2016년 7월10일(필기시험)
　　　　8월27일-9월9일(실기 시험) 1회 첫 시행을 했다.

관련 부처: 보건복지부
시행 기관: 한국 산업인력관리공단
메이크업 시험정보 및 접수처: 큐넷(www.q-net.or.kr)

제1회 메이크업 필기, 실기 시험과제 구성
필기: 객관식 4지 택일 형(60문항)
실기: 작업형 (2시간30분 정도)

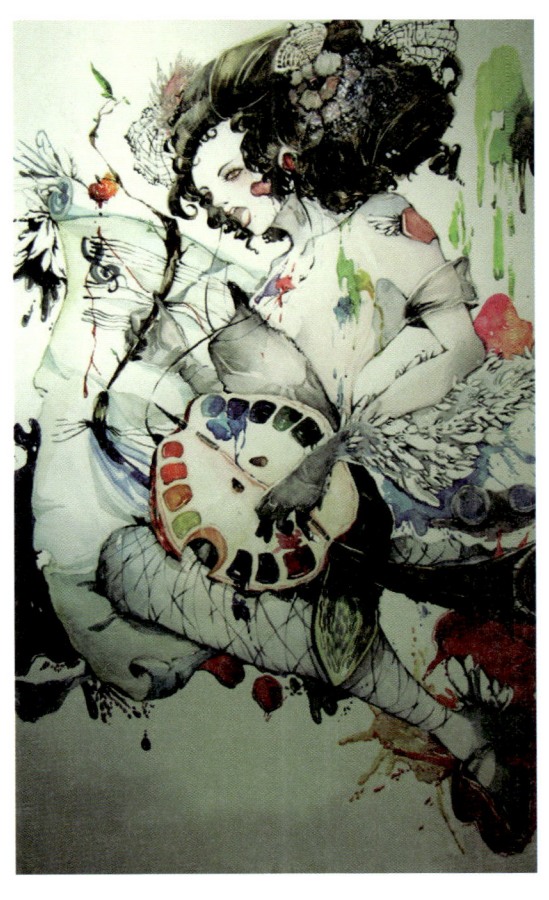

# Part 4

## Make-up 노트

### 메이크업 실용 용어 해설

#### 그라데이션(Gradation)
점차적, 단계의 뜻으로 색조 화장이나 음영화장, 블러셔 할 때 색이 연해지거나 진해지는, 선을 면으로 고르게 펴주는 용어이다.

#### T 존(T-Zone)
하이라이트 부위로 (이마, 코)부위를 뜻한다.
턱 부위와 피지 분비가 많아 번들거림이 가장 먼저 나타난다.

#### S 존(S-Zone)   귀의 앞 부분에서 팔자 주름을 지나 아래턱에 이르는 부분

#### U 존(U-Zone)   얼굴의 하관 턱 라인을 지칭하는 부위이다.

#### O존(O-Zone)   눈 주위와 입 주위

#### Y 존(Y-Zone)   눈 밑, 입술 밑

#### C존 (C-Zone)
눈 꼬리 부위, 입 꼬리 부위( 파운데이션을 가장 얇게 바르는 부위)

#### 글로스 (Gloss)
윤, 광택의 뜻을 가진, 메이크업 느낌을 연출 할 때 '글로시하다'라는 표현을 사용한다.

#### 매트(Mat, Matte)   광택이 없는, 건조함을 나타낸다.

#### 블러셔(Blusher)
블러쉬, 치크(볼), 볼터치와 같은 뜻으로 볼 부분에 컬러를 주어 혈색을 좋아보이게 하는 한다.

## 얼굴의 각 명칭

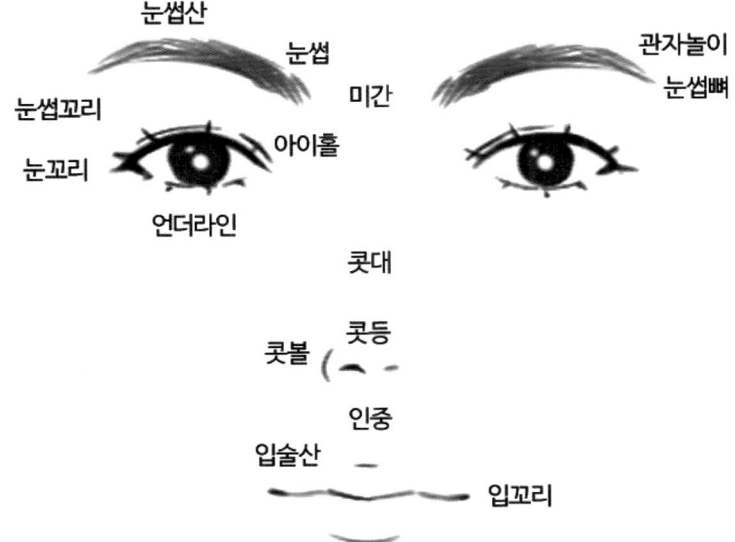

# Part 4

### 블랜딩(Blending)
2가지 이상의 색을 섞어 사용하는 것을 뜻한다.

### 쉐이드(Shade)
그늘, 음영의 뜻으로 얼굴을 작아 보이고 싶은 부위, 턱선, 광대, 이마 등을 좀 더 어둡게 표현하는 뜻이다. (쉐이딩, 섀딩)

### 시어(Sheer)
촉촉하고 펄 감이 섞이지 않은 발색 제품 유형.

### 실리콘 베이스(Silicon Base)
실리콘을 첨가한 제품으로 주로 프라이머 제품에 이용된다.

### 컨투어(Contour)
하이라이트의 상반되는 뜻으로, 어두운 색조를 나타낸다.

### 컨실러(Concealer)
주근깨나 기미, 점 등을 커버할 때 사용하는 제품.

### 콜(Kohl)
눈썹용 아이라이너, 펜슬.

### 에보니 펜슬
눈썹을 디자인 하거나 메워줄 때 사용하는 유분 없는 펜슬.

### 크리미(Creamy)
크림과 케이크의 중간타입으로 소프트하게, 부드럽게 메이크업 시 사용.

### 크리즈
쌍까풀 외의 주름이 부각되어 보이는 현상, 쌍꺼풀 사이 아이섀도가 끼이는 현상이다.

### 포뮬러(Formula)
방식, 법칙, 처방의 뜻으로 화장품 구성 및 표현 방식을 표현할 때.

### 포어(Pore)
모공이란 뜻으로 모공을 조여 주거나 번들거림, 피지를 제거하고 조절함.

### 프라이머(Primer)
피부 결을 정돈하고 모공을 메워주며 유분을 조절해주는 베이스 제품.

### 프레스트(Pressed)
압축하다는 뜻으로 압축시킨 파우더를 프레스트 파우더라 한다.

### 프로스트(Frost)
광채와 빛깔과 관련하며, 아이섀도와 입술 색깔에 관련하여 사용.

### 듀이(Dewy)
광택으로 생기 있고, 홍조를 띤 외관으로 마무리 하는 파운데이션 유형.

### 톤온톤(Tone on Tone)
톤을 겹친다는 의미로 같은 색상의 두 가지 이상 색을 뜻한다.

### 롱래스팅(Long Lasting)
오래 지속된다는 뜻으로 땀이나 물에 강하여 오래 유지 되는 제품.

### 일관성(Consistency)
이미지를 창조하여 통일감을 준다.

### 대비(Contrast)
색상, 명도, 채도를 이용하여 색의 대비 효과를 준다.

### 조화(Balance)
의상, 헤어 분위기 등의 전체적인 이미지의 조화를 고려한다.

### 대칭 (Symmetry)
얼굴형, 눈썹, 아이섀도, 입술 등의 오른쪽, 왼쪽을 고려하여 화장을 해준다.

# Part 4

**리프팅(lifting)**  올리다. 들어 올리다.

**핌플(Pimple)**  여드름, 뾰루지

**블렉헤드(Black head)**
피지가 분비되어 검게 변한 상태로 주로 콧등에 생긴다.

**스크럽(Scrub)**  알갱이 입자. 문지르다 라는 의미

**세범(Sebum)**  피지

**고마주(Gommage)**  노폐물을 제거하다.

**스팟(Spot)**  특정부위

**세라마이드(Ceramide)**  보습 효과가 뛰어난 제품

**퍼밍(firming)**  단단한, 견고한

**하이드로우(hydro)**  물, 수소

**에멀젼(emulsion)**  토너 후에 사용하는 기초 단계의 로션

**모이스처라이저(moisturiser)**  수분 화장품을 총칭

**에센스(essence)**  미용성분을 농축해 놓은 미용 액

**세럼(serum)**  에센스와 같은 말, 집중적인 영양농축액

**필링(peeling)**  각질제거

**워터 프루프(water proof)**  방수 기능

**오일프리(oil free)**　기름성분이 없는

**레브르(levres)**　입술

**토너(Toner)**　화장수

**로션(lotion)**　수분. 보습제, 점성이 낮은 크림

**크림(cream)**　점도가 높고 피부의 보습, 유연, 보호 기능을 가진다.

**자외선(ultraviolet)**　UV

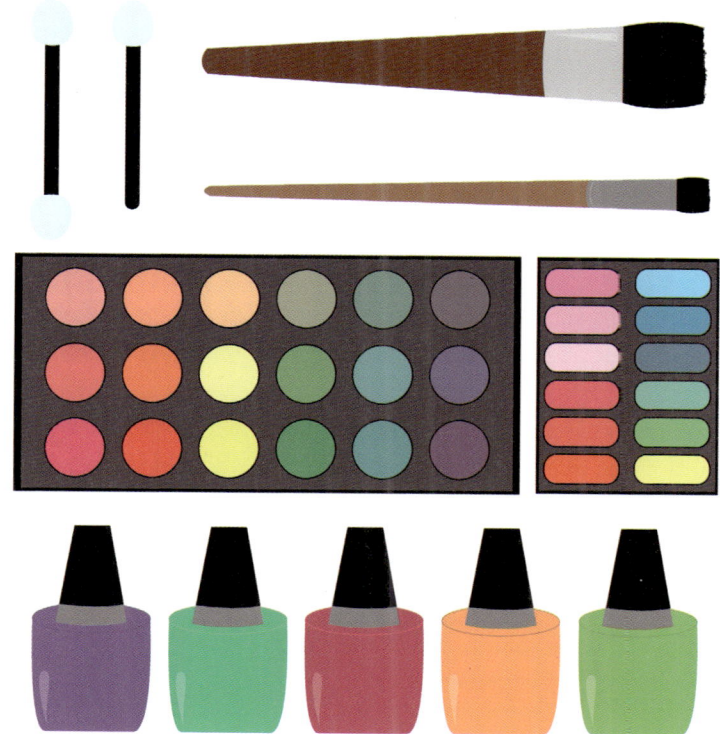

Part 4

# Make-up 노트

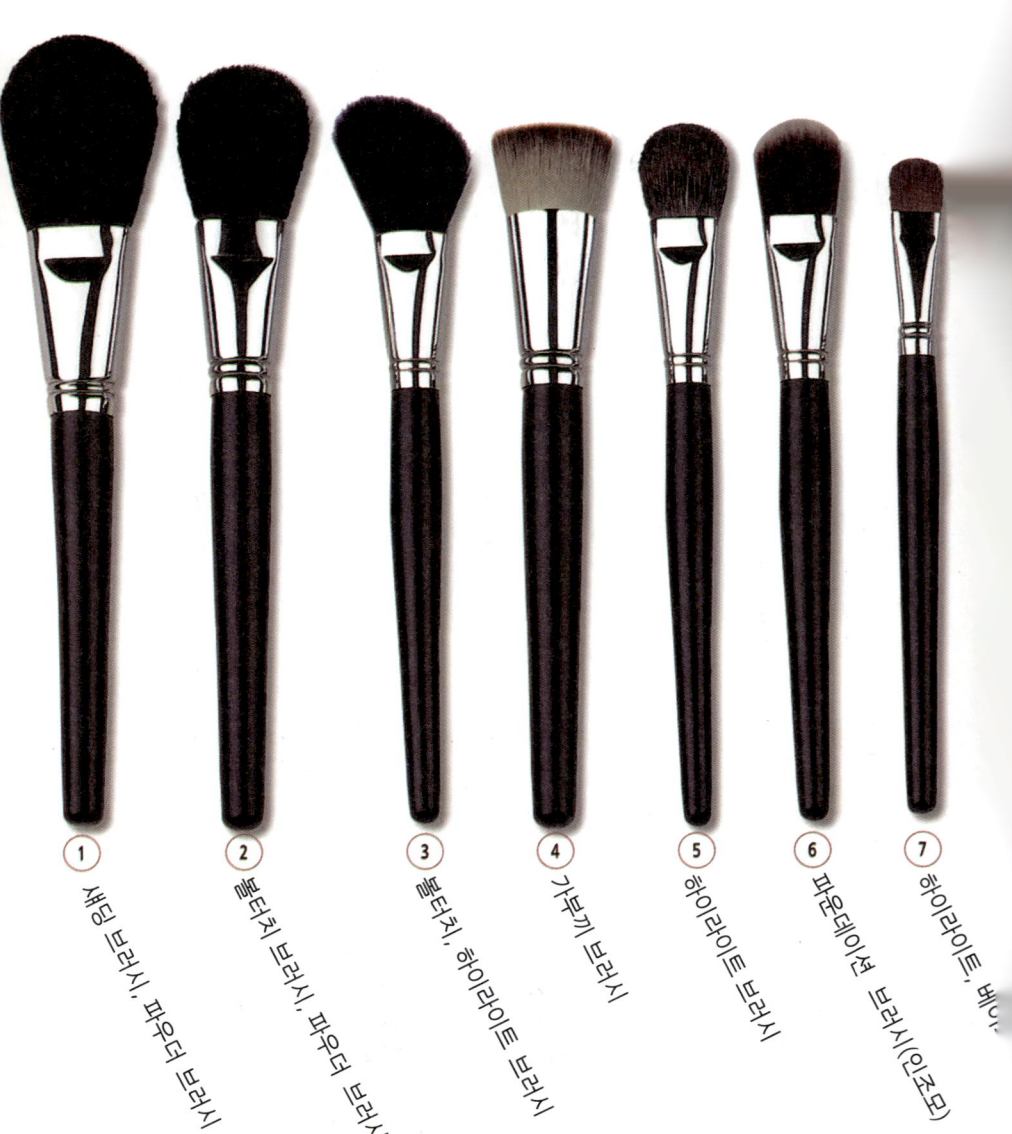

① 섀딩 브러시, 파우더 브러시
② 볼터치 브러시, 파우더 브러시
③ 볼터치, 하이라이트 브러시
④ 가부끼 브러시
⑤ 하이라이트 브러시
⑥ 파운데이션 브러시(인조모)
⑦ 하이라이트, 베이

# 메이크업 브러시 (Make up Brush)

8. 중간 베이스 브러시
9. 납작 사선 브러시
10. 노즈 쉐도우 브러시
11. 둥근 음영 브러시
12. 둥근 섀도우 브러시
13. 케이크 아이라이너, 수성 젤 아이라이너
14. 포인트, 눈썹, 언더라인 브러시
15. 팬 브러시
16. 팁 브러시
17. 스크루 브러시
18. 사선 팁 브러시
19. 에보니 펜슬

# Part 4

## 메이크업 브러시 (Make up Brush) 종류

1. **섀딩 브러시, 파우더 브러시**   털 종류로는 청설모, 마모, 양모, 인조모

2. **볼터치 브러시, 파우더 브러시**

3. **볼터치, 하이라이트 브러시**

4. **가부끼 브러시**   (파우더 파운데이션, 팩트 사용 할 때)

5. **하이라이트 브러시**   (T존, Y존, 화장 마지막 마무리 단계)

6. **파운데이션 브러시**   (인조모)

7. **하이라이트, 베이스 브러시**   (눈썹 밑 하이라이트, 중간 베이스)

8. **중간 베이스 브러시**   (눈 두덩이 펴 바를 때)

9. **눈썹 사선 브러시**   (눈썹 전용 브러시)

10. **노즈 원형 브러시**   (노즈 전용 브러시)

11. **총알 원형 브러시**   (색조 브랜딩 할 때)

12. **컨실러 브러시**   (인조모)

13. **케이크 아이라이너, 유성 젤 아이라이너**   (인조모)

14. **포인트, 눈썹, 언더라인 브러시**

15. **팬 브러시**   (파우더, 색조 털어낼 때 사용)

16. **팁 브러시**   (색조 포인트용)

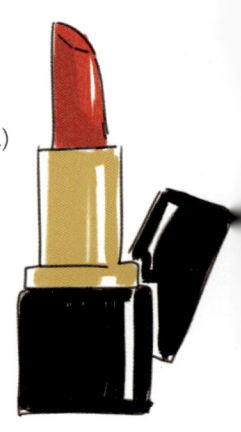

**17. 스크루 브러시** (눈썹이 진해졌을 때, 마스카라가 뭉쳤을 때 사용)

**18. 립 브러시**

**19. 에보니 펜슬** (뾰족하게 깎지 말고 ― 자로 도톰하게 깎는다.)


　얼굴형에 따라서 1-5번 중 1-2가지는 있어야 하고, 3,5번의 작은 사이즈로 섀딩을 해 줄 경우 여러 번 얼굴에 덧칠해야 하기 때문에 얼룩이 생길 수 있으니, 음영은 1번 큰 브러시로 사용한다. 3-5번 중에 1가지는 하이라이트용, 7-8번 중에 섀도 베이스용 한 가지, 16, 17, 18, 19는 꼭 필요하다. 5번 브러시는 하이라이터는 제일 밝은 색이기 때문에 단독으로 사용 한다.

8번 사이즈 모가 볼륨있는 브러시는 눈썹 섀도를 칠하거나, 코 벽을 칠해 줄 때, 중간 베이스용, 포인트, 언더라인까지 한 가지로 여러 부위를 사용할 수 있다. 10, 11번은 코 벽과 색조의 경계를 없애주는 브랜딩 브러시로 원형으로 되어 있기 때문에 선이 생기지 않는다.


## 브러시 (Brush) 세척

　브러시 전용 세척액, 울샴푸, 폼 클렌저, 중성세제 등으로 세척한 후 그늘에서 말린다. 파운데이션 인조모 브러시와 립 브러시는 자주 세척해 주고, 천연모는 한 달에 1-2회 정도 세척해 준다.

화장 잘하는 여자
마치며…

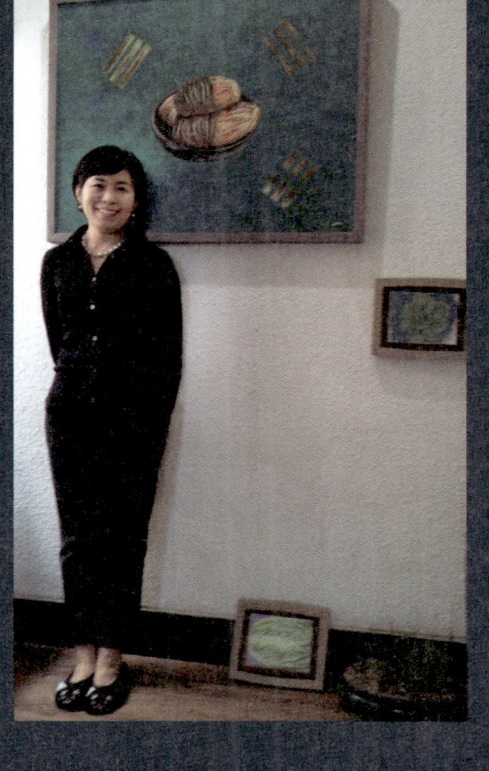

# 마치며

　필요한 화장을 제대로 신속하게 하는 것은 바쁜 현대인들과 직장인 여성들에게 똑똑한 정보가 되는 것이다. 아무리 좋은 화장품도 피부는 하루 종일 움직이고 변하기 때문에 화가의 그림처럼 완벽하게 예쁜 얼굴을 만들어 주지않는다.
[화장 잘 하는 여자] 책에는 투머치 화장품을 사용하지 않는 선에서 다양한 얼굴 표정과 인상을 환하게 끌어내어주는 것에 중점을 두었다.
　브라운 색만 어울린다고 1년 내내 한 가지 색만 바른다면 상대방은 지루한 흑백 TV를 보는 것과 같다. 음식은 자신이 좋아하는 것을 먹어야 하지만, 화장은 타인들이 보기에도 기분 좋게 해야 한다. 내 안에 한정된 색에 스스로 갇히지 말고 다양한 컬러감각으로 자신에게 어울리는 색상을 확장하여 얼굴 안에 화사한 표정을 만들어 준다. 세상을 살아가는 데는 성실과 노력도 반드시 중요하지만, 운이 없이 힘들게 살고 있는 사람들이 얼마나 많은가 화장으로 운의 흐름을 잘 잡는다면 좋은  운수가 트일 수도 있다.

　행운은 침체가 아닌 순환, 즉 항상 새로운 변화에서 오기 때문이다. 얼굴에 변화를 주면서 멋지게 보일수록 스스로 에게 기분도 좋아진다.

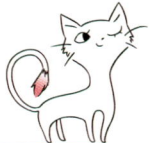

자연의 법칙은 그리 복잡하고 까다롭지 않다. 화장의 매뉴얼도 아주 단순하다. 화장대위에 화장품이 너무 많아서 화장하는 시간이 길어지고 어렵고 복잡해지는 것이다. 화장 오래 하는 것은 화장품 낭비, 시간낭비이다. 햇살 좋은 아침, 맨 얼굴로 거울을 들여다 보자. 잘못된 문신눈썹, 반쪽만 있는 눈썹, 각진 턱, 낮은 코, 외 꺼풀 눈, 짝짝이 눈, 올라간 눈, 처진 눈, 정리되어 있지 않은 덥수룩한 우울한 눈썹, 기미, 주근깨, 주름, 검버섯, 점, 여드름, 흉터, 다크닝, 블루 서클등 거울 속에 맨얼글로 있는 나의 얼굴은 진정 누구인가. 적절한 화장품과 브러시를 잘 사용하면 얼굴의 단점을 보완해 줄 수 있다. 화장은 오랜 동안 자신도 몰랐던 아름다운 얼굴을 찾아가는 삶의 여행이다.

화장으로 충분히 좋은 얼굴을 만들 수 있는데 어려움을 겪는 여성분들에게 '좋은 얼굴'을 만들어 주고 싶다. 화장은 여러 가지 얼굴을 다양하게 변신을 시키기도 하고 자신이 사회에서 갖는 포지션, 학생은 학생다운 화장으로, 직장인은 직장인답게, 걸 그룹이나 연예인, 배우는 예술적으로, 전문직 여성은 커리어 우먼답게 신분을 표시하는 사회적인 메시지이기도 하다. 캠퍼스 메이크업과 파티 메이크업은 다르다. 21세기, 자신의 위치에 맞는 센스 있는 화장이 필요하다.

예쁜 여성이 잘못된 화장으로 좋은 인상을 망가트린다면 얼마나 억울한 일이고, 인형같이 예쁜 여성이 평생 행복하게 잘 산다면 이 세상 모든 여성들은 성형을 모두 다 했을 것이다. 안전하게 저녁에 매일 지울 수 있는 화장으로 자연스러운 나의 얼굴을 만들자.

The end

나이를 거꾸로 먹고 싶은 것은 모든 여자의 마음이겠지만 화장품은 현대인의 필수품이고 여성들은 화장대 앞에서 천천히 나이 들어간다. 아기 때 베이비 파우더를 시작으로 선크림과 10대의 프리틴 메이크업에서 엔젤 메이크업까지 어느 나라 어느 시대이든 인류나 사회는 평생 화장을 하며 살아왔다. 갱년기, 우울한 환자나 치매 환자, 시간의 지배를 받고 있는 고령의 노화에 접어드는 나이에도 화장 테라피(Makeup Therapy)를 하므로써 여러 가지 불안들이 감소함과 함께 자신을 회복시키는 연구 결과도 다른 나라에서도 수 십 년 전에 충분히 나와 있다.
삶의 마지막 순간에는 엔젤 메이크업(死化粧, angel makeup, 장례메이크업)이 마지막 메이크업이다. 나 이렇게 마지막까지 마음의 여유를 갖고 예쁘고 편안하게 갑니다. 라고. 인생의 아름다운 마무리는 자신이 해야 한다. 미국이 엔젤 메이크업의 시초이며 아시아에서는 중국과 일본이 엔젤 메이크업을 한다. 평소와 다름없는 자연스런 메이크업을 하고 죽은 사람을 말끔하게 예쁘게 보내주는 메이크업이다.

센스 있게 화장을 잘하는 여성들은 더욱 예뻐지고 싶어서, 누군가에게 좋은 인상으로 행운과 복을 끌어 오는 힘도 있는 것이고 누군가는 기분의 전환으로, 이성에게 예쁘게 보이고 싶어서, 주변 사람들과의 사회적 의미로, 뇌를 활성화 하는 작용을, 누군가는 화장을 하므로써 나는 예뻐졌다, 밝아졌다,

기분이 좋다. 라는 것이 뇌가 긍정적으로 기억을 하게 된다. 화장은 이렇듯 긍정의 에너지가 된다. 화장을 안 하는 사람보다 매일 하는 사람들이 더 많고 장점들이 훨씬 많기 때문에 귀찮아하지 않아야 한다. 화장은 곧 나 자신에게 보내는 격려이고 하루의 시작이다. 화장이 끝나면 마치 나비효과(Butterfly Effect)처럼 긍정의 힘을 가져 온다. 맨얼굴을 두 손으로 감싸고 매일 관찰해 본다. 나는 오늘 화사하게 웃으며 살 것인가, 찡그리며 살 것인가를… 화장품보다 매일 '마음화장'을 먼저 해야 한다. 앞으로 수 십 년 동안 화장을 하면서 내가 누구인지 정체성을 알아가며 성찰 듯 자연스럽게 나이 들어가야 한다. 현대인의 수많은 스트레스 중, 화장으로 스트레스를 경감 시켜주고 피로회복이 된다면 이것 또한 [화장의 힘] 이기도 하다. 스킨, 로션만 바르면 어떻고, 명품 화장품을 화장순서가 틀려도, 손가락으로 쓰지 않아도 화장한들 어떠하랴 많은 화장품보다도 화장스킬보다도 밝은 미소는 항상 우리에게 유리한 쪽으로 흘러가게 되어 있다.

The end

이 세상에서 가장 좋은 화장품은 환하게 웃는 얼굴 이다.

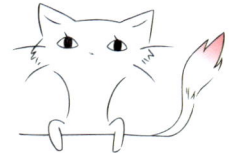

# 연습용 패턴지

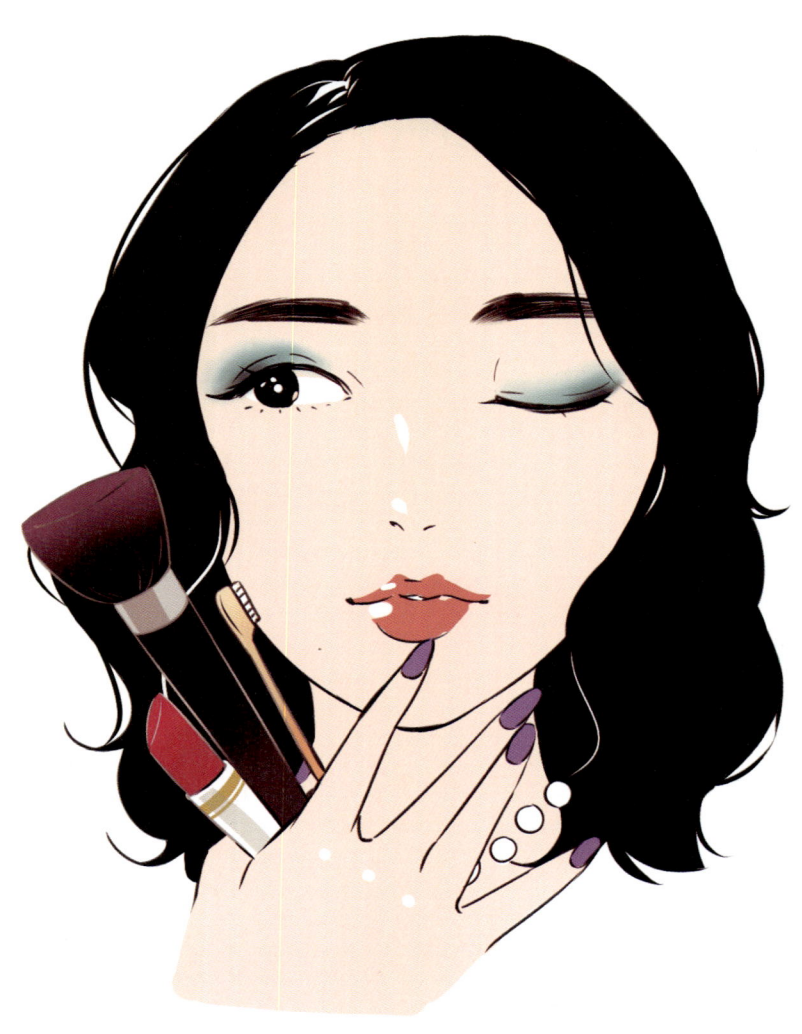

- 각 페이지 별로 복사해서 연습하세요. -

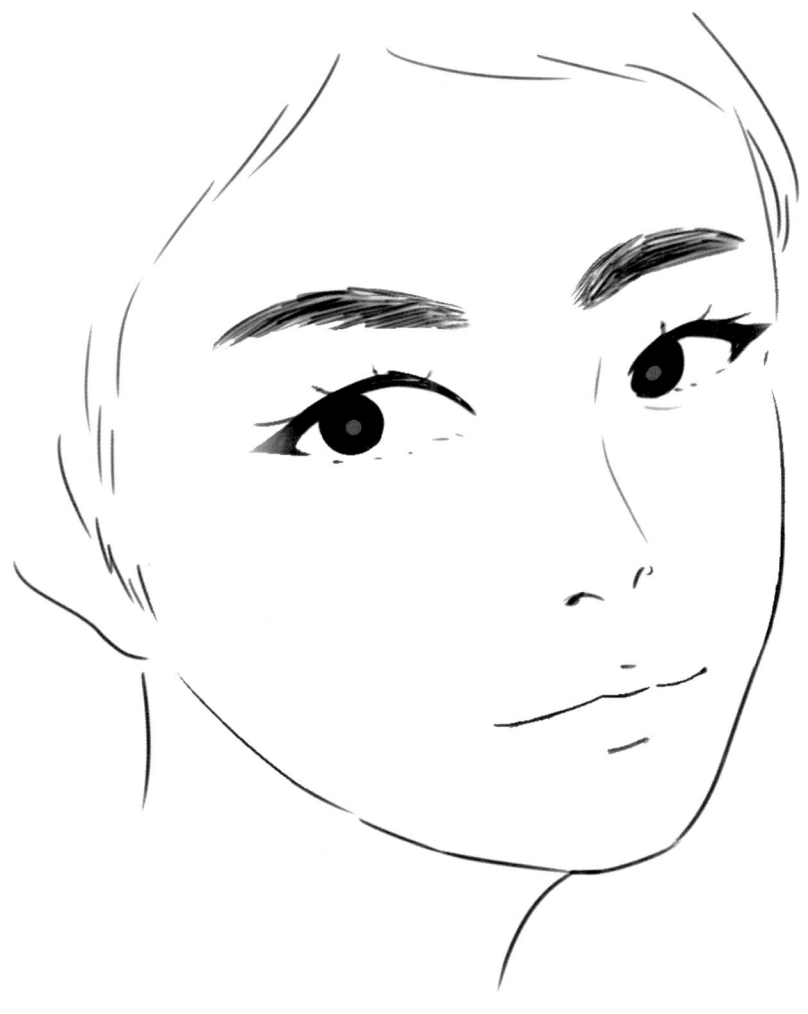

파운데이션
파우더
음 영
눈 썹
아이샤도우
립스틱
블러셔
하이라이트

Make up Artist

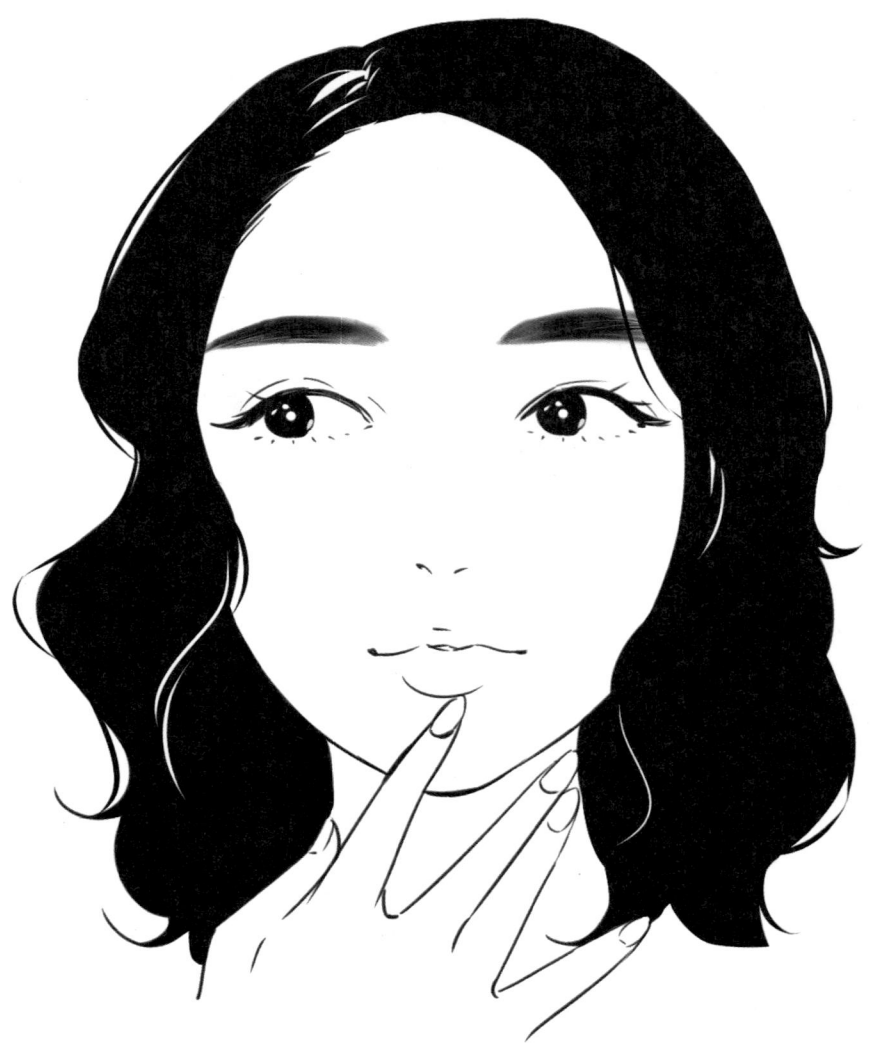

파운데이션
파우더
음 영
눈 썹
아이샤도우
립스틱
블러셔
하이라이트

Make up Artist

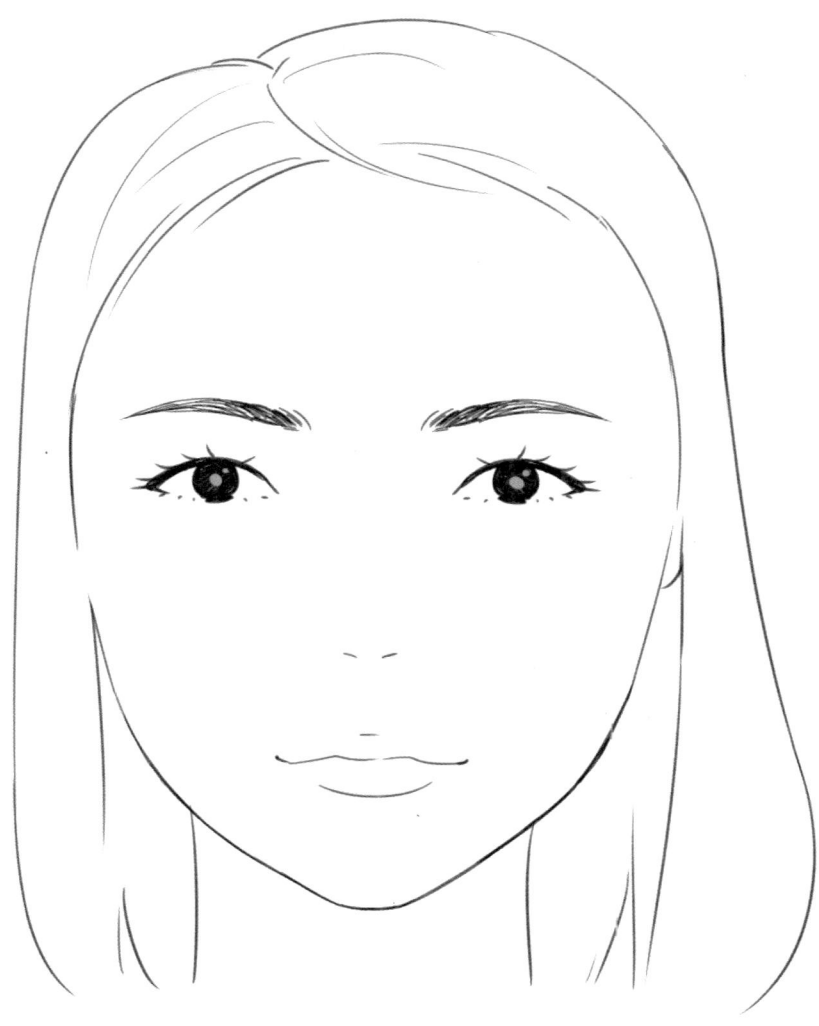

파운데이션
파우더
음 영
눈 썹
아이샤도우
립스틱
블러셔
하이라이트

Make up Artist

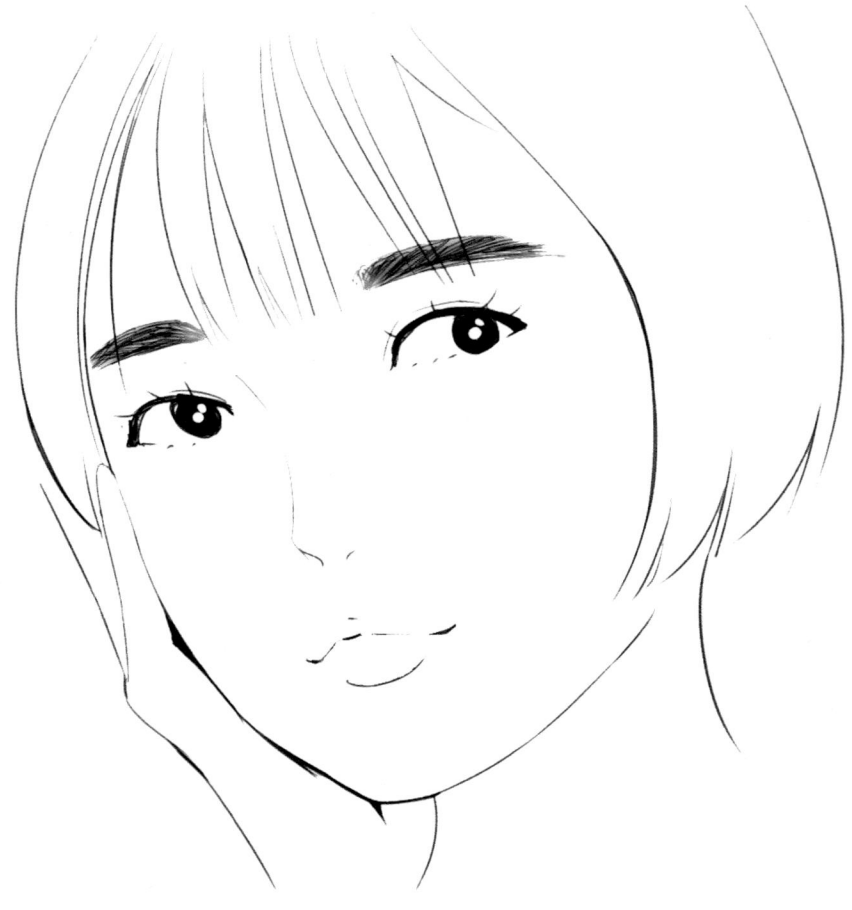

파운데이션
파우더
음 영
눈 썹
아이샤도우
립스틱
블러셔
하이라이트

Make up Artist

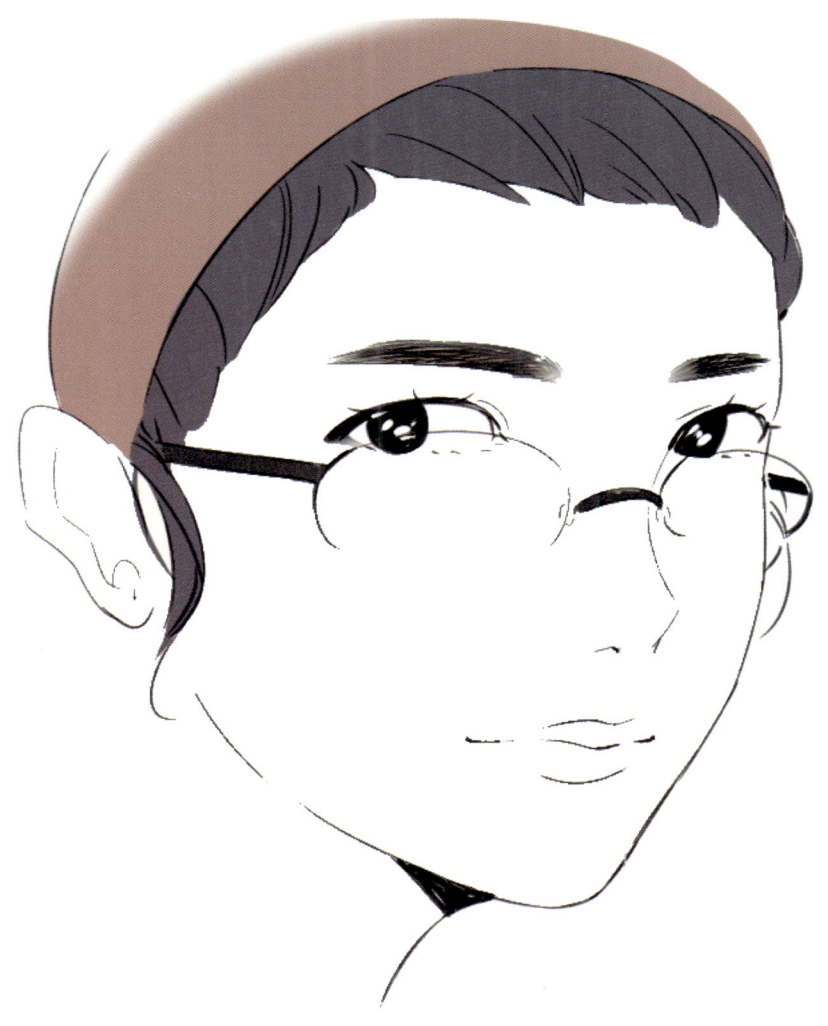

파운데이션
파우더
음 영
눈 썹
아이샤도우
립스틱
블러셔
하이라이트

Make up Artist

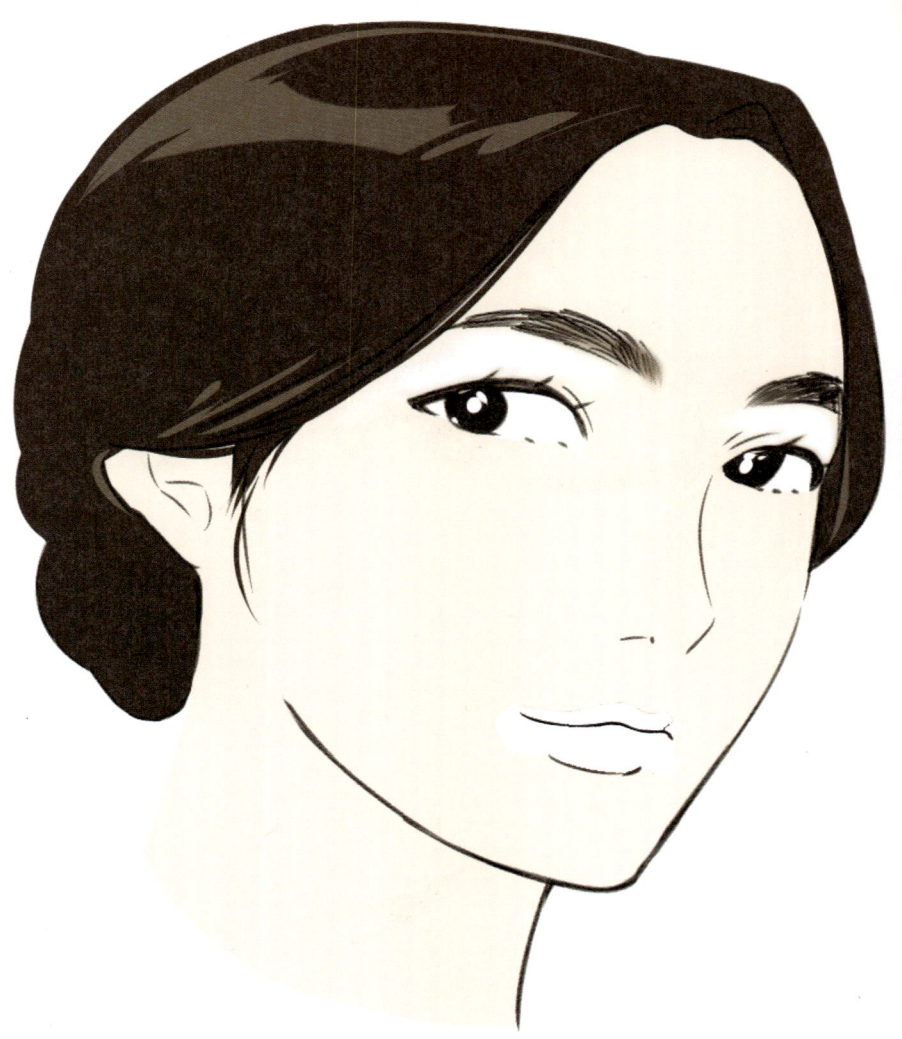

파운데이션
파우더
음 영
눈 썹
아이샤도우
립스틱
블러셔
하이라이트

Make up Artist

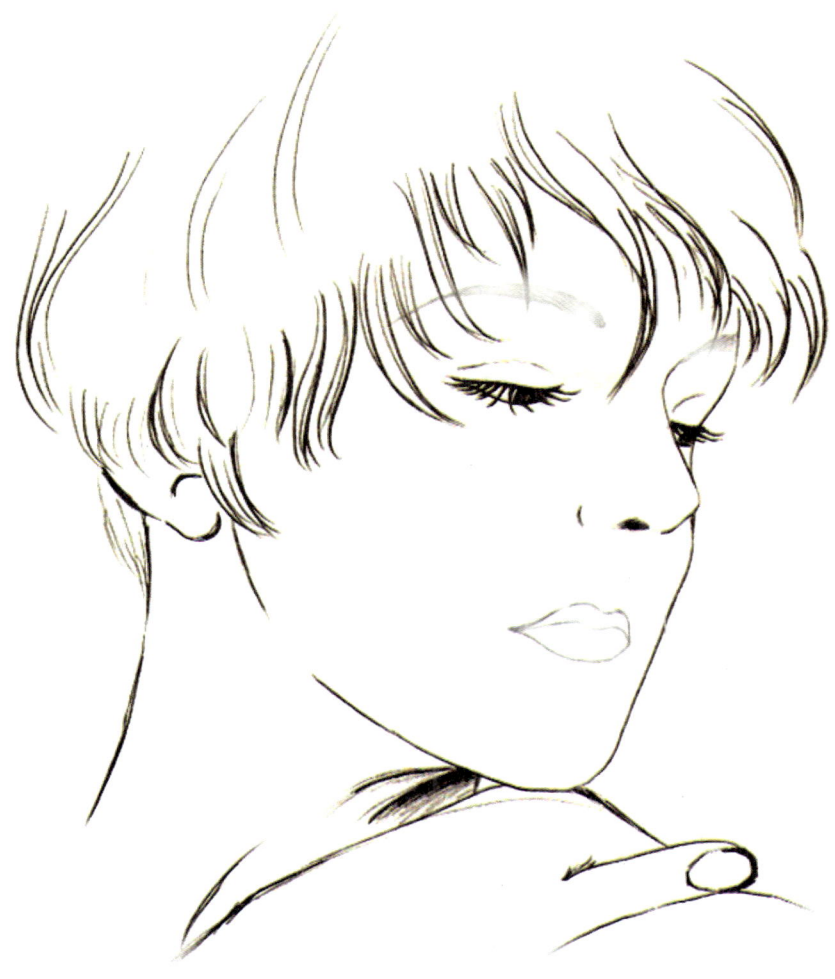

파운데이션
파우더
음 영
눈 썹
아이샤도우
립스틱
블러셔
하이라이트

Make up Artist

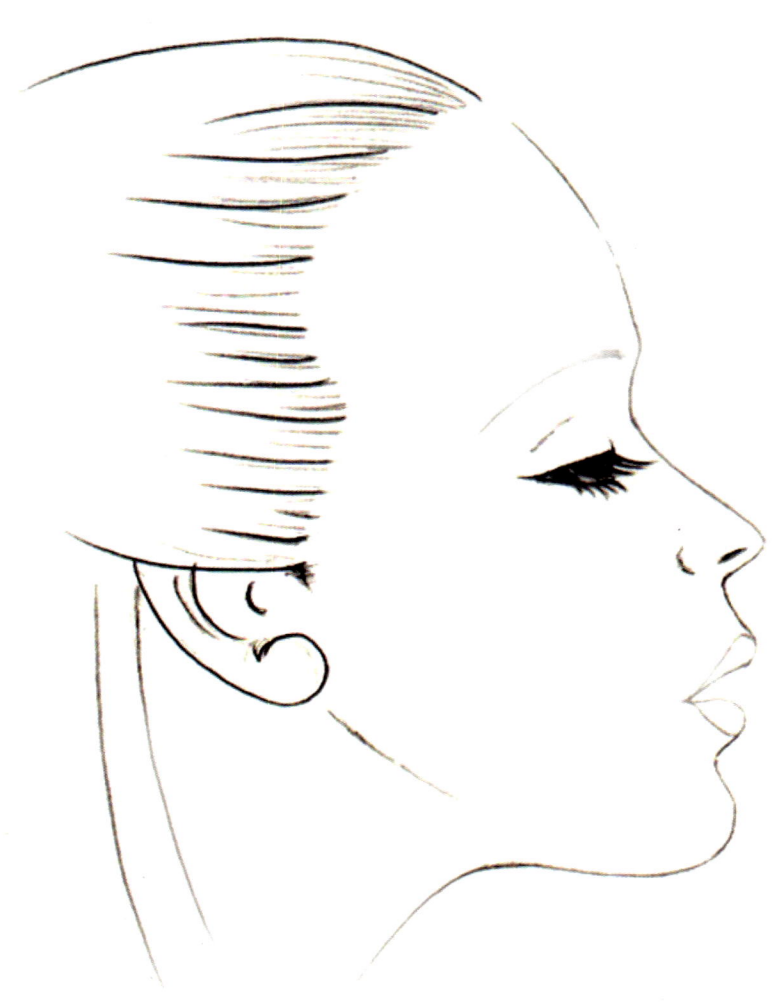

| 파운데이션 | |
| --- | --- |
| 파우더 | |
| 음 영 | |
| 눈 썹 | |
| 아이샤도우 | |
| 립스틱 | |
| 블러셔 | |
| 하이라이트 | |
| Make up Artist | |

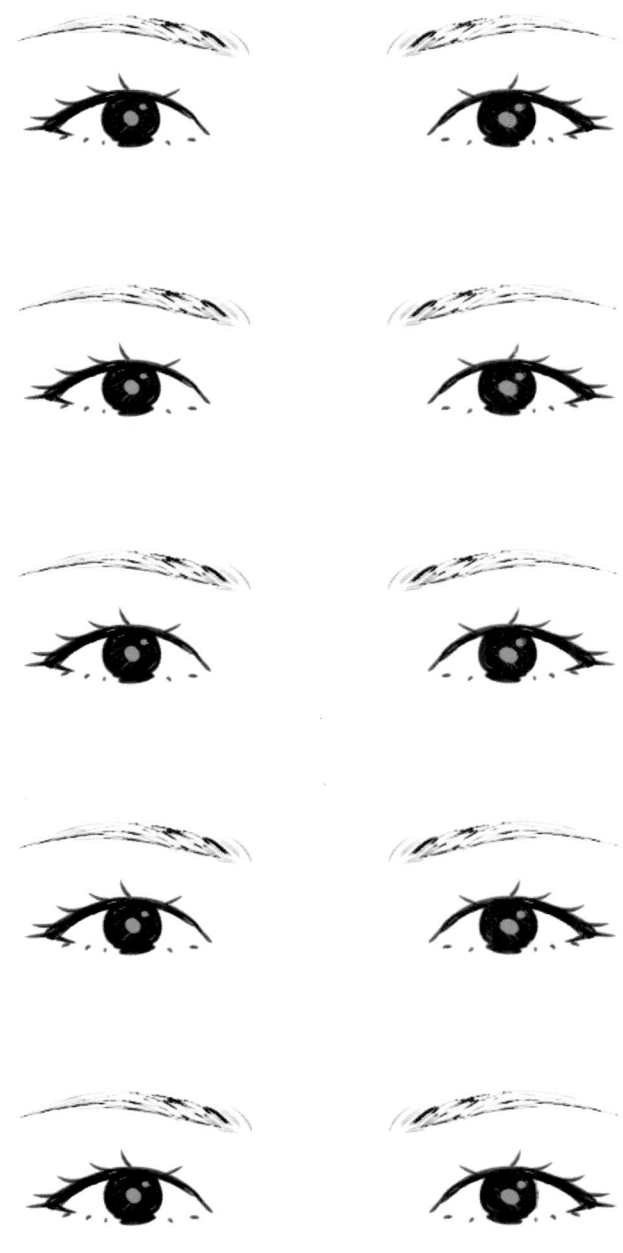